CODEX ECN

Programme R2C

Hépato-Gastro -Entérologie

S-EDITIONS

S-EDITIONS
1 route de Romainville 78470 Milon-La-Chapelle
Email : info@s-editions.com
www.s-editions.com

Collection créée par Antoine Gavoille

ISBN 978-2-35640-242-4

Sommaire

ITEM 167 (ex-163) : HÉPATITES VIRALES

Hépatite = inflammation du foie

Le plus souvent : cytolyse avec élévation des transaminases sériques traduisant une nécrose des hépatocytes

!! Révélation de certaines hépatites par une cholestase ou une forme mixte cytolytique et cholestatique

- Aiguë : durée < 6 mois. Transaminases fréquemment > 10 fois la normale. Terme à utiliser que si le foie est antérieurement sain
- Chronique : durée > 6 mois. La plupart des hépatites chroniques (virales et non virales) peuvent évoluer vers la cirrhose et le cancer primitif du foie

Virus responsables

Nombreux virus responsables d'hépatite

- Les plus fréquents **: virus hépatotropes A, B, C, D et E** (VHA, VHB, VHC, VHD et VHE). Pas d'action directement cytopathogène. (lésions hépatiques liées à la réponse immunitaire
- **Autres virus responsables d'hépatite, uniquement aiguë** : groupe herpès comme Herpès simplex, Epstein- Barr, cytomégalovirus, varicelle-zona

Hépatites virales aigues

Majoritairement asymptomatiques et bénignes

	Délai d'incubation (jours)	Hépatite fulminante	Passage à la chronicité
A	10-45	1%	***Jamais***
B	60-150	1%	5-10% adultes 90% nouveau-nés
C	15-90	Exceptionnelle	80%
D	30-45	1-5%	Fonction du VHB
E	10-40	<5%*	60% en cas d'immunodépression

VIRUS DE L'HÉPATITE A

Virus à ARN

- **C**ontamination entérique féco-orale. (eaux ou aliments souillés, soit par une personne infectée dans l'entourage)
- Prévalence d'autant plus forte que le niveau socio- économique du pays est faible
- France : pays à faible risque endémique, < 50% de la population a été infectée par le VHA à l'âge de 50 ans
- Personnes à risque en France : les voyageurs en zone d'endémie, les sujets en précarité, les hommes ayant des rapports sexuels avec les hommes
- Maladie à déclaration obligatoire (biologiste ou le clinicien qui fait le diagnostic)
- Prévention : hygiène : lavage des mains et respect des circuits alimentaires
- Vaccin disponible, recommandé pour sujets à risque d'infection sévère (présence d'une maladie chronique du foie ou mucoviscidose) ou de disséminer le VHA (personnels exposés professionnellement, personnes au contact d'un cas, voyageurs en pays de forte endémie, HSH)

VIRUS DE L'HÉPATITE E

Virus à ARN

- Mode de contamination est différent en fonction du génotype qui infecte l'hôte
- **En France, 1ère d'hépatite aiguë <u>virale</u>.** Transmission **zoonotique**, en mangeant des aliments contaminés par le VHE (viandes de porc mal cuites, gibiers), plus rarement en travaillant au contact d'animaux. Prévention par l'information des personnes à risque travaillant avec des animaux, sur la cuisson des aliments, dépistage des produits sanguins labiles lorsque ces produits sont délivrés à des patients immunodéprimés
- **En zone hyper-endémique** (Inde, Égypte etc..) les génotypes du VHE représentent 25 à 50% des cas d'hépatites aiguës, via une transmission **féco-orale** : prévention par l'hygiène

VIRUS DES HÉPATITE B ET D

VHB :
- Virus à **ADN**
- Quatre gènes composent le virus :
  . Le gène S code la protéine de surface qui enveloppe la particule virale formée et porte l'antigénicité dite HBs
  . Le gène C code la protéine de la capside, sous l'enveloppe et porte l'antigénicité dite HBc
- Responsable d'hépatites aiguë et chronique
- Problème de santé publique mondial : 1/3 de la population mondiale est ou a été en contact avec le VHB
- Environ 250 millions de personnes ont une hépatite chronique B, surtout en Asie du Sud-Est, d'Afrique subsaharienne, en Chine et en Amazonie
- En France, environ 7% de la population générale a été en contact avec le VHB dont environ 280 000 infections chroniques
- **4 grands modes de contamination** :
  . **Sexuel**
  . **Périnatal** (*Vertical au moment de l'accouchement* ou *transplacentaire* si la charge virale maternelle est élevée)
  . **Horizontal** (*Allaitement* si mère infectée et enfant non vacciné ; *familles ou collectivités* : salive, partage d'objets de toilette, lésions cutanées)
  . **Sang et dérivés du sang** (Actes médicaux avec défaut d'hygiène : transfusion, chirurgie, hémodialyse...ou toxicomanie intraveineuse, tatouage ou piercing (si défaut de stérilisation du matériel)

VHD = virus de l'hépatite delta :
- Virus défectif à **ARN**
- Dépendant de l'hépatite B pour sa réplication
- Pas d'infection par le VHD sans infection par le VHB
- Contamination sexuelle ou sanguine. Virus rare en France (cas importés)

Si infection par VHB → dépistage systématique du VHD
Comme IST → dépistage VIH et syphilis

Evolution	**Évolution naturelle du VHB**	- Pas linéaire dans le temps - Lésions hépatiques liées au statut immunitaire de l'hôte - Evolution naturelle différente selon l'âge à la contamination puis fluctuante - Plusieurs marqueurs sanguins virologiques permettent d'identifier les phases : . Le système HBs, : l'antigène (Ag) HBs et les anticorps anti-HBs. La présence de l'Ag HBs signe la présence du virus, qu'il s'agisse d'une infection aiguë ou chronique. Les Ac anti-HBs apparaissent en cas de résolution de l'infection. Mais ils sont aussi présents chez les patients vaccinés . Charge virale : mesurée par PCR détecte directement l'ADN du virus et son niveau de réplication - L'infection virale B chronique est définie par le portage prolongé (>6 mois) de l'AgHBs - Si contamination à la naissance : hépatite aiguë B asymptomatique et évolution chronique pour > 90% des nourrissons - Si contamination à l'âge adulte,5-10% d'évolution en infection chronique - Evolution par phases de l'infection chronique au VHB avec lésions hépatiques inconstantes - Parfois hépatite chronique avec risque de cirrhose et de CHC - Parfois pas ou peu de lésions histologiques hépatiques. Risque de réactivation virale qui se manifeste comme une hépatite aiguë - Si disparition de l'AgHBs = résolution de l'infection. Pas « guérison » car risque de réactivation du virus (si immunosuppression++). En 2020, on ne guérit jamais vraiment de l'hépatite B
	Manifestations extrahépatiques	Nombreuses mais rares : - Vascularite de type périartérite noueuse, précoce - Atteinte rénale : glomérulonéphrite extramembraneuse (la +fréquente), glomérulonéphrite membrano-proliférative
TTT	**Hépatite B aiguë**	Généralement pas d'indication de traitement
	Hépatite B chronique	- Prise quotidienne d'un antiviral à action directe, bloquant la réplication virale qui n'a un effet que suspensif sans guérison - Tous les malades ne nécessitent pas de traitement
	Prévention	- **Lutte contre la transmission** (usage préservatifs, du matériel à usage unique, dépistage des donneurs (sang, organes - V**accination** : l'arme la plus efficace, schéma vaccinal par 3 injections - **Vaccination des nourrissons obligatoire** (intervalle de 0, 2, 7 mois) - **Sérovaccination** (injection d'immunoglobulines anti-HBs en plus de la vaccination) des nouveau-nés de mère ayant une infection par le VHB - Vacciner les 11 et 15 ans n'ayant pas été vaccinés, et les sujets à risque élevé de contamination ou de forme grave *(personnes handicapées, vivant en collectivité, partenaires sexuels multiples, usagers de drogue, prisonniers, dialysés, transfusés, candidats à la greffe d'organe, hépatopathie chronique, sujets contact d'une hépatite B aiguë ou chronique)* - Vaccination **obligatoire pour les personnels de santé**

VIRUS DE L'HÉPATITE C

Virus à **ARN**
- Pas de vaccin
- 1%% de la population mondiale à une infection chronique au VHC. La prévalence en baisse, < 100 000 personnes en France
- Modes de contamination du VHC :
  . Sanguin : transfusion sanguine avant 1992, toxicomanie IV et nasale, muqueux (hommes ayant des rapports sexuels avec les hommes, pratiques sexuelles à risque)
  . Materno-fœtal (environ 4%)

Evolution	**Évolution naturelle du VHC**	- 20% de guérison spontanée en cas d'hépatite C aiguë - Si infection chronique (80%), risque de progression de la fibrose puis de cirrhose dans 10 à 20% après 20 ans d'évolution (pire si cofacteurs : VIH, VHB, alcool, sd métabolique)
	Manifestations extrahépatiques	- La plus fréquente : cryoglobulinémie mixte (chez 20-50%) : . Souvent asymptomatique . Triade purpura, arthralgies, asthénie - Glomérulonéphrite membrano-proliférative peut en résulter (chez 20% des patients)
TTT	**VHC**	- Guérison virologique > 95% grâce à des combinaisons d'antiviraux à action directe - Les patients guéris vont garder une **sérologie positive** (Ac), **PAS protégés** contre une nouvelle infection
	Prévention	- **Lutte contre la transmission** (usage de préservatifs, de matériel à usage unique soin et toxicomanie), sécurisation des dons de sang et d'organes + **dépistage** des populations à risque (carcérale, toxicomanes...)

	Virus et génome	Transmission	Chronicité	Vaccin	Traitement
A	Nu ARN	**Entérique** HSH	NON	Oui Inactivé	Non
B	Enveloppé ADN	**Sexuelle** **Parentérale** **Périnatale**	OUI` 90% nouveau-nés 5% adultes	Oui	Si chronique Antiviraux directs
C	Enveloppé ARN	**Parentérale** Sexuelle Périnatale	OUI 80% des cas	Non	Antiviraux directs
D	Enveloppé ARN	Idem VHB	OUI	Celui du VHB	Oui
E	Nu ARN	**Entérique** **Zoonotique**	OUI (possible) uniquement si immunosuppression	Non (en Chine seulement)	Oui pour chronique

ÉLÉVATION DES TRANSAMINASES NON LIÉE À UNE INFECTION VIRALE

Causes	**Cause hépatiques**	- Agression des hépatocytes : . Toxique (médicament, alcool, champignons, autres...) . Auto immune (hépatite auto immune) . Surcharge en cuivre (maladie de Wilson) . Surcharge en fer (hémochromatose) . Surcharge en graisse (stéatohépatite) - Mise en pression des hépatocytes : . Hyperpression du système biliaire (calcul, compression) . Hyperpression <u>vasculaire</u> <u>sus hépatique</u> (état de choc, insuffisance cardiaque, thrombose des veine sus hépatique...) <u>ou vasculaire porte</u> (thrombose)
	Causes extra-hépatiques	- Transaminases enzymes aussi musculaires : peuvent augmenter avec toute atteinte des muscles (effort prolongé, souffrance musculaire, myopathie, souffrance myocardique)

HÉPATITES AIGUËS

- Souvent asymptomatiques
- Symptômes aspécifiques : asthénie, céphalée, nausée, douleurs abdominales et articulaires
- Fièvre, syndrome pseudogrippal, des adénopathies, une éruption cutanée, penser à cause virale. Peut survenir ensuite un ictère
- Si tableau clinique compatible → **bilan sanguin hépatique** : bilirubine, transaminases (ASAT, ALAT), GGT et phosphatases alcalines (PAL)
- Diagnostic positif : élévation des enzymes hépatiques, surtout si **transaminases >10 fois la normale**
- Ictère cutanéo-muqueux, peu fréquent, possible secondairement (qqes jours après le début des symptômes) sans qu'il n'y ait de signes d'insuffisance hépatique
- **Echographie-doppler hépatique** systématique pour éliminer une hépatopathie chronique sous-jacente et rechercher certaines causes
- Symptômes généraux + élévation des transaminases = hépatite aiguë jusqu'à preuve du contraire

Causes

Causes les plus fréquentes : virales et médicamenteuses (xénobiotique)

TOUJOURS rechercher la prise d'un xénobiotique

Cause la plus fréquente, médicaments +++ :
. Toxicité directe (dose-dépendante - paracétamol) ou indirecte (réaction immuno-allergique)
. Interrogatoire sur les médicaments pris au long cours, introduits récemment ou pris de façon ponctuelle

Autres toxiques: **drogues** (ecstasy, cocaïne), **champignons** (lépiotes, amanites phalloïdes), **compléments alimentaires, phytothérapie**

Alcool seul : pas d'hépatite aiguë fortement cytolytique mais alcool à rechercher comme cofacteur

/!\ Hépatite alcoolique aiguë : terme confusiogène : une **décompensation aiguë d'une maladie chronique** du foie liée à l'alcool

Recherche systématique des infections virales

VHA, B (+/-D si VHB+), C et E doivent être recherchés de façon systématique

	Marqueurs d'une hépatite aiguë de l'immunocompétent	Marqueurs supplémentaires d'une hépatite aiguë de l'immunodéprimé	Marqueurs d'une infection résolutive ou guérie	Marqueurs d'une vaccination
A	IgM anti-VHA +	Charge virale +	IgG ou anticorps totaux anti-VHA +	IgG ou anticorps totaux anti-VHA +
B	Ag HBs + IgM anti-HBc +	Charge virale +	Ag HBs – Anticorps anti-HBs+ IgG anti-HBc +	Ag HBs – AC anti- HBs+ IgG anti-HBc -
C	Anticorps anti-VHC + Charge virale +	Aucun	Anticorps totaux anti-VHC +et Charge virale -	
D	IgM anti-VHD +	Charge virale +	IgG ou anticorps totaux anti-VHD + et charge virale	
E	IgM anti-VHE +	Charge virale +	IgG ou anticorps totaux anti-VHE +	

La recherche d'autres virus doit se faire en seconde intention sauf contexte évocateur ou contact dans l'entourage

Eliminer une cause vasculaire ou biliaire

→ **Echographie + doppler**
- **Migration lithiasique** (dans la voie biliaire principale) si diagnostic précoce, possible élévation importante des transaminases, (ASAT ++)
- **Thrombose vasculaire** veineuse : veine porte, veines hépatiques (sd de Budd-Chiari)
- **Hépatite hypoxémique** (hypovolémie, état de choc, insuffisance cardiaque aigue) : cytolyse très importante (ASAT++) atteinte d'autres organes (rein→ inadéquation entre les apports et les besoins en oxygène du foie

Causes plus rares

- **Hépatite auto-immune** : surtout chez femmes. Forte augmentation des IgG, positivité des anticorps anti-nucléaires et anti-tissus (anti-muscle lisse, anti-LKM)
- **Hémochromatose** (surcharge génétique en fer)
- **Maladie de Wilson** (surcharge génétique en cuivre) : exceptionnelle, à évoquer en cas de maladie familiale, de consanguinité des parents, d'atteinte neurologique associée chez un adulte jeune :
  . Augmentation de la cuprurie des 24H, du cuivre sérique échangeable, et baisse de la céruléoplasmine sérique. Diagnostic confirmé par analyse génétique
- **Hépatites aiguës en cours de grossesse** : rechercher un HELLP sd ou une stéatose aiguë gravidique
- **Infiltrations tumorales du foie** (hémopathie malignes++) mimant parfois une hépatite aiguë

URGENCE

Signes de gravité

- Hépatite aiguë sévère ou grave si TP < 50% (avec baisse du facteur V < 50%)
- Hépatite fulminante si apparaît en plus d'une encéphalopathie hépatique (somnolence, un astérixis, un état d'agitation, et des troubles de la conscience)
  . Hépatite fulminante : risque de dysfonction de plusieurs autres organes (fonction rénale, pulmonaire et circulatoire)
- **Examens à réaliser en urgence** pour évaluer la gravité d'une hépatite aiguë :
  . Constantes hémodynamiques, signes de choc, état de vigilance, astérixis
  . Glycémie, Lactates, TP, facteur V, INR, créatininémie

TTT	**Hépatite aiguë**	- Traitement **symptomatique, contre-indiquer les facteurs aggravants**, (traitements hépatotoxiques comme le paracétamol, traitements potentiellement sédatifs dont les antiémétiques
	Traitement de la cause	- **Si hépatite aiguë** sévère (TP inférieur < 50 %) : transfert dans un centre de transplantation hépatique sans délai - **Si hépatite fulminante** : transplantation hépatique comme seul traitement

HÉPATITE CHRONIQUE

- Souvent pauci-symptomatiques
- Diagnostic sur perturbations du bilan sanguine hépatique > 6 mois
- Transaminases souvent plus faibles (< 5N)
- Parfois cholestase associée

Diagnostic	**Causes**	- Alcool : 1ère cause en France - Stéatohépatite métabolique (appelé NASH *Non-Alcoholic Steato-Hepatitis*) 2e cause : . A évoquer si syndrome métabolique, notamment d'un diabète - Hépatites virales chroniques B, D et C - Autres : hémochromatose, les hépatites auto-immunes, les maladies génétiques rares (déficit en alpha-1-antitrypsine, maladie de Wilson) - Plusieurs causes possibles : être systématique et toutes les rechercher
	Signes de gravité	- Degré de fibrose (cicatrice fibreuse du parenchyme hépatique), dont le stade ultime est la cirrhose - Degré d'activité de l'hépatite, (pas un signe de gravité *immédiate*) représente l'importance de l'inflammation et donc les risques d'aboutir rapidement à un stade de fibrose avancée Méthodes d'évaluation de la fibrose : - Biopsie hépatique : score de fibrose + activité histologique de l'hépatite - Marqueurs non invasifs : marqueurs sanguins et mesure de l'élastométrie hépatique
	Manifestations extrahépatiques	- Asthénie fréquente, parfois syndrome dépressif
PEC	**Traitement et prévention**	- Éliminer tous les facteurs aggravants (alcool, syndrome métabolique) - Traitement de la cause (VHC à éradiquer par ex, saignées hémochromatose etc.) - Chercher, prévenir et traiter les complications des patients cirrhotiques - Vacciner les patients contre les autres virus hépatotropes (VHA et VHB) - Mettre en place la prise en charge à 100% dans le cadre de l'ALD

ITEM-R2C 219 (ex-215) : PATHOLOGIE DU FER

CARENCE MARTIALE

Carence martiale = carence en fer : liée à une carence d'apport, une carence d'absorption, ou une perte excessive du fer. -> déficit nutritionnel le plus répandu dans le monde

Pertes physiologiques de fer : minimes, essentiellement digestives, urinaires et cutanées (desquamation).

- Chez l'homme,1 à 2 mg/jour, chez la femme en âge de procréer : deux fois plus importantes du fait du cycle menstruel

Métabolisme	**Métabolisme du fer**	Le fer se répartit dans l'organisme en deux catégories : - **Le fer dit fonctionnel** : utilisé dans un processus physiologique (érythropoïèse ++, le fer étant un élément constitutif de l'hème). - **Le fer non utilisé** : . Soit stocké au niveau cellulaire : ferritine, présente dans les hépatocytes et les macrophages . Soit présent dans la circulation sanguine → ferritine plasmatique : forme circulante de la ferritine - Dans la circulation sanguine, le fer est lié à une protéine de transport : **la transferrine** - 20 % à 45 % des sites de fixation de la transferrine sont occupés par du fer = **coefficient de saturation de la transferrine** - La transferrine distribue le fer aux cellules (majoritairement les érythroblastes médullaires) par l'intermédiaire d'un récepteur de la transferrine - Le fer : absorbé par les entérocytes du duodénum et du jéjunum proximal, puis exporté vers le sang via la **ferroportine.** Taux d'absorption du fer: 10 % - **Hepcidine** : hormone principale de régulation du métabolisme du fer : synthétisée par le foie, dégrada la ferroportine, et bloque la sortie du fer des macrophages et des entérocytes, inhibant l'absorption du fer
Physiopathologie	**Carence martiale chez l'adulte : 3 mécanismes**	- **Perte de fer par spoliation chronique** : . Hémorragies digestives (cf. item 355), hémorragies génitales (ménorragies ou ménométrorragies fonctionnelles, fibrome utérin, cancer de l'utérus) . Autres causes plus rares : hématurie macroscopique - **Malabsorption digestive du fer** : maladie cœliaque, gastrite atrophique fundique (Biermer), gastrectomie (totale et partielle), résections du grêle proximal ou bypass) - **Carence d'apport** : grossesses répétées et rapprochées, carence d'apport alimentaire (exceptionnelle en France), syndrome des buveurs de thé, géophagie
Diagnostic	**Symptômes**	- En lien avec la cause ; asthénie ou découverte fortuite en l'absence d'anémie associée - En cas d'anémie : peu de symptômes si chronique ou asthénie, dyspnée d'effort, tachycardie si plus marquée - Si carence martiale prolongée, une atteinte des muqueuses peut apparaître : . Phanères : koïlonychie (ongles fendillés, fragiles, concaves), alopécie diffuse modérée, cavité buccale : glossite, œsophage : dysphagie
	Dosages plasmatiques possibles	- La **ferritine plasmatique**, le **fer sérique** et la **transferrine** (via la capacité totale de fixation en fer de la transferrine et le coefficient de saturation de la transferrine : rapport entre le fer sérique et la capacité totale de fixation en fer de la transferrine)
	Dépistage d'une carence martiale	- **Première intention** : dosage de la ferritine plasmatique seule pour le diagnostic de carence martiale. - Si syndrome inflammatoire, insuffisance rénale chronique ou résultat de la ferritinémie non contributif : doser le fer sérique + coefficient de saturation de la transferrine
	Explorations de l'anémie ferriprive	- <u>Chez les sujets âgés</u> (ou au moins après 40 ans) en dehors de point d'appel clinique : **endoscopies digestives haute et basse** - <u>Chez les patients jeunes et les femmes non ménopausées</u> en dehors de point d'appel clinique : faible risque de cancer colorectal donc possibilité de se limiter en première intention à la réalisation d'une **endoscopie digestive haute après avoir éliminé une cause gynécologique chez la femme** - FOGD : **biopsies duodénales et gastriques systématiques** à la recherche d'une maladie cœliaque, d'une maladie de Biermer et/ou d'une infection à *Helicobacter pylori*

Diagnostic différentiel — **Autres causes d'anémie microcytaire**

Anémie inflammatoire

- Syndrome inflammatoire prolongé : anémie modérée avec hyposidérémie, mais majoritairement normocytaire (80% des cas)
- Ferritinémie augmentée mais capacité totale de fixation de la transferrine diminue

Variations des marqueurs plasmatiques du bilan martial dans un contexte d'anémie en cas de carence martiale ou de syndrome inflammatoire

	Fer sérique	CTF	CST	Ferritine
Carence martiale	-	+	-	-
Syndrome inflammatoire	+	-	=	+

Abréviations : CTF : capacité totale de fixation de la transferrine ; CST : coefficient de saturation de la transferrine

Hémoglobinopathies

- Surtout thalassémies mineures ou hétérozygotes.
- Diagnostic confirmé par électrophorèse de l'hémoglobine dans les bêta-thalassémies
- Aucune thérapeutique, aucune administration de fer

<table>
<tr><td>PEC</td><td>Traitement de la carence martiale</td><td>- Traiter la cause + s'assurer d'un apport alimentaire en fer suffisant.
- Traitement de référence : supplémentation martiale orale par sels ferreux, minimum 3 mois et jusqu'à 6 mois :
. Traitement jusqu'à normalisation de la ferritinémie
. Pas de contrôle de la ferritinémie contrôlée avant 3 mois de traitement
- Effets secondaires possibles : une coloration des selles en noir, des troubles digestifs.
- Supplémentation par voie intraveineuse : si contre- indication ou intolérance à la forme orale ou nécessité de reconstituer les stocks de fer rapidement</td></tr>
</table>

SURCHARGE EN FER

Surcharge en fer = accumulation excessive de fer dans l'organisme
Causes : apports parentéraux excessifs (transfusions multiples), **libération excessive de fer par les érythrocytes** (hémolyse ou dysérythropoïèse), **absorption intestinale excessive associée ou non à une libération macrophagique excessive du fer** (principalement liée à une hémochromatose)

<table>
<tr><td rowspan="6">Recherche étiologique</td><td>Dosages plasmatiques</td><td colspan="2">Le coefficient de saturation de la transferrine doit être dosé en cas d'hyperferritinémie isolée avant tout autre examen biologique, et ces deux dosages doivent être couplés en 1ère intention en cas de suspicion de surcharge en fer :
- Hyperferritinémie + augmentation du coefficient de saturation de la transferrine : confirmation de la surcharge en fer
- Absence d'hyperferritinémie : exclusion du diagnostic de surcharge en fer
- Hyperferritinémie + coefficient de saturation de la transferrine normal n'écarte pas le diagnostic de surcharge en fer (nombreuses autres causes d'hyperferritinémie non liées à une surcharge en fer)
Une ferritinémie normale associée à une augmentation du coefficient de saturation de la transferrine peut être en lien avec un stade précoce d'hémochromatose ou (rarement) avec une cytolyse hépatique</td></tr>
<tr><td>Surcharge en fer confirmée</td><td colspan="2">- <u>Si la surcharge en fer est confirmée</u> (hyperferritinémie ET coefficient de saturation de la transferrine supérieur à 45%) : le 1er diagnostic à évoquer est l'hémochromatose génétique : recherche génétique du variant délétère C282Y du gène HFE qui confirme le diagnostic d'hémochromatose génétique en cas d'homozygotie C282Y</td></tr>
<tr><td>Autres causes d'hyperferritinémie</td><td colspan="2">- En dehors de la surcharge en fer, les quatre causes principales d'hyperferritinémie sont :
. Syndrome inflammatoire
. Cytolyse hépatique ou musculaire
. Syndrome métabolique
. Intoxication éthylique chronique
→ Hyperferritinémie sans augmentation du coefficient de saturation de la transferrine : numération formule sanguine, CRP, bilan hépatique, TSH, glycémie, cholestérol, triglycérides, CPK, réticulocytes, haptoglobine</td></tr>
<tr><td colspan="3">Principales causes d'hyperferritinémie selon la présence ou non d'une surcharge en fer
(certaines causes sont observées avec ou sans surcharge en fer)</td></tr>
<tr><td colspan="2">Avec surcharge en fer</td><td>Sans surcharge en fer</td></tr>
<tr><td colspan="2">- Hémochromatose
- Syndrome métabolique
- Transfusions répétées
- Hépatopathies chroniques
- Maladie de la ferroportine</td><td>- Syndrome inflammatoire
- Cytolyse hépatique ou musculaire
- Syndrome métabolique, stéatohépatite non alcoolique (NASH), diabète
- Alcoolisme chronique
- Cancers et hémopathies</td></tr>
<tr><td rowspan="2">HÉMOCHROMATOSE GÉNÉTIQUE</td><td colspan="3">- Hémochromatose génétique : maladie autosomique récessive
- Mutation homozygote du variant délétère C282Y du gène HFE chez 70 à 95 % des personnes atteintes de la maladie
- Existence d'autres variants beaucoup plus rares
- Les signes cliniques d'une surcharge en fer : en lien avec l'infiltration du fer dans certains organes
- Si hémochromatose génétique, apparition des symptômes vers 30 ans pour les hommes et plus tardivement chez les femmes protégées par les pertes sanguines physiologiques des règles</td></tr>
<tr><td>Signes précoces</td><td colspan="2">- Asthénie chronique
- Atteinte ostéo-articulaire :
. Poly- ou oligo-arthrites destructrices d'horaire inflammatoire, prédominant sur les articulations distales de la main, mais pouvant toucher d'autres articulations
. Possibles accès pseudo-goutteux</td></tr>
</table>

<table>
<tr><td rowspan="7">HÉMOCHROMATOSE GÉNÉTIQUE</td><td>Signes tardifs</td><td>- <u>Atteinte hépatique</u> :
. L'anomalie la plus fréquente est une augmentation modérée et isolée des transaminases prédominant sur l'ALAT, en général inférieure à 3 fois la normale
. Hépatomégalie (pouvant être marquée) avec possible évolution vers la cirrhose avec hypertension portale et/ou insuffisance hépatocellulaire
- <u>Atteinte cardiaque</u> :
. Myocardiopathie dilatée avec cardiomégalie, rarement restrictive, (risque de troubles du rythme et d'une insuffisance cardiaque.)
- <u>Atteinte endocrinienne</u> :
. Hypogonadisme avec dépilation, impuissance ; diabète, survenant à un stade tardif de la maladie.
. Les autres atteintes endocriniennes (hypothyroïdie, insuffisance surrénalienne) le plus souvent d'origine centrale, sont exceptionnelles. Mélanodermie, exceptionnelle</td></tr>
<tr><td>Examens complémentaires</td><td>- Si hémochromatose confirmée : examens complémentaires à la recherche de complications selon la présence de signes cliniques, du taux de ferritine et du coefficient de saturation de la transferrine.</td></tr>
<tr><td>Classification</td><td><table>
<tr><th></th><th>Stade 0</th><th>Stade 1</th><th>Stade 2</th><th>Stade 3</th><th>Stade 4</th></tr>
<tr><td>Clinique</td><td colspan="3">Asymptomatique</td><td>Symptômes pouvant affecter la qualité de vie</td><td>Symptômes compromettant le pronostic vital</td></tr>
<tr><td>Ferritinémie</td><td colspan="2">N</td><td colspan="3">> 200 µg/L (F), > 300 µg/L (H)</td></tr>
<tr><td>CST</td><td>< 45 %</td><td colspan="4">> 45 %</td></tr>
</table></td></tr>
<tr><td>Traitement</td><td>- Traitement de l'hémochromatose génétique : soustractions sanguines répétées (saignées thérapeutiques)
- Rythme est fondé sur les valeurs de la ferritinémie
- Suspension des saignées en cas d'anémie (Hgb < 11 g/dl).</td></tr>
<tr><td>Autres mesures</td><td>- Pas de régime pauvre en fer
- Limitation de la consommation d'alcool recommandée
- Chélateurs du fer :essentiellement indiqués dans les surcharges secondaires aux maladies hématologiques</td></tr>
<tr><td>Suivi</td><td>- En cas d'hémochromatose génétique, une surveillance au long cours est nécessaire à la recherche de complications
- Un conseil génétique doit également être proposé avec dépistage des apparentés au 1er degré</td></tr>
</table>

ITEM 269 (ex-267) : DOULEURS ABDOMINALES AIGUËS CHEZ L'ADULTE

Caractère de la douleur	**5 caractères de la douleur et signes associés**		- **Siège** : . La localisation de la douleur est un élément discriminant qui oriente vers des étiologies potentielles . En pratique : une douleur viscérale est plutôt localisée à une région, et rarement à un point précis - **Irradiation** : . L'irradiation à une bonne valeur sémiologique, et oriente l'étiologie d'une douleur abdominale, certaines associations étant caractéristiques - **Type** : . Reste très subjectif et peu discriminant (l'innervation sensitive du tube digestive est peu précise) . Douleur d'un organe creux plus volontiers paroxystique à type de crampes, douleurs sourdes, profondes (gastrite), en coup de poignard (pancréatite), en étau, à type de brûlure (reflux) - **Intensité** : . Pas de corrélation entre l'intensité d'une douleur abdominale et sa gravité - **Facteurs modifiant l'intensité** : - Une douleur d'origine d'ulcère gastrique sera calmée par l'alimentation, alors que c'est un facteur aggravant en cas d'origine biliaire ou pancréatique - La position en chien de fusil (antéflexion) calme la douleur de pancréatite aiguë, l'inspiration profonde accentue une douleur d'origine biliaire - Douleur sans position antalgique comme la colique néphrétique
	Terrain et contexte		- Âge et sexe, morphotype (minceur, surpoids, obésité), Antécédents, Facteurs de risque cardiovasculaire - Prises médicamenteuses récentes : AINS (pathologie gastrique), anticoagulants (hématomes), corticoïdes, contraception, antibiotiques - Consommation de toxiques (tabac, alcool, drogues)
	Signes fonctionnels associés		- **Généraux** : syndrome septique (fièvre, frissons, hypotension), amaigrissement - **Digestifs** : vomissements, nausées, troubles du transit, arrêt des matières et des gaz, extériorisation de sang - **Biliaires** : ictère - **Urinaires** : brûlures mictionnelles, hématurie macroscopique - **Respiratoires** : dyspnée, expectorations, toux - **Gynécologiques** : retard de règles, leucorrhées
Diagnostic	**Examen clinique**		- **Inspection** recherche : frissons, sueurs, pâleur, signes de déshydratation extracellulaire (conjonctives, langue), position antalgique, cicatrices abdominales, hernie, météorisme, ictère cutanéo-muqueux - **Palpation** : localisation de la douleur et éventuels signes d'irritation péritonéale : défense/contracture, douleur/ bombement du cul de sac de Douglas aux touchers pelviens. La palpation des orifices herniaires et des éventrations est indispensable - **Percussion** recherche : un tympanisme (occlusion) ou une matité déclive (ascite) ou fixe (globe) - **Auscultation** avec un silence auscultatoire (iléus paralytique) ou une augmentation des bruits hydro-aériques évoquent une occlusion sur obstacle
	Examens complémentaires		A adapter aux constatations de l'examen clinique pour confirmer l'étiologie suspectée. Biologie guidée par la clinique et pas obligatoire Par exemple : - NFS, CRP (recherchant notamment un syndrome infectieux/inflammatoire) - Si douleur de l'hypochondre droit ou épigastrique : bilan hépatique et lipasémie - Si choc, ou signes de déshydratation, ou avant un scanner : ionogramme (hypokaliémie devant la présence de diarrhée ou de vomissement), créatininémie, gaz du sang, lactatémie - Hémocultures en cas de fièvre ou de frissons - Hémostase en cas de saignement extériorisé - β-HCG : **obligatoire chez toute femme en âge de procréer** - Bandelette urinaire et ECBU en cas de signes urinaires - Calcémie et glycémie devant un contexte évocateur
		ECG	Si douleur abdominale atypique (irradiant vers la poitrine ou aux épaules), ou facteurs de risque cardio-vasculaires avec douleur épigastrique → **ECG** avec dérivations postérieures et droites + dosage enzymatique de la troponine. (recherche d'un syndrome coronaire aigu du territoire postérieur)
		Echographie abdominale	- En 1ère intention pour les pathologies gynécologiques et urinaires, bilio-pancréatiques et la recherche de foyers infectieux intra-abdominaux - Performante pour les pathologies des organes pleins et **inutile en cas d'hémorragie digestive ou d'occlusion**
		Scanner abdomino-pelvien injecté	- Examen de référence en cas de **suspicion d'urgence chirurgicale** (occlusion, perforation, péritonite, infarctus mésentérique...) mais aussi de certaines causes médicales (diverticulite aiguë, foyer infectieux abdominal ou masse) - En 2ème intention après l'échographie dans les autres pathologies ou en cas de doute diagnostique (par exemple : un examen abdominal très pauvre qui contraste avec une douleur très intense)

Examens complémentaires	*Autres*	- **Endoscopie œsogastroduodénale** (EOGD) indiquée en cas de douleur ulcéreuse - **Radiographie pulmonaire** en cas de signes respiratoires

Sémiologie des douleurs

Douleur biliaire ou colique hépatique	- Localisation : épigastre (50%) ou hypochondre droit (50%). Signe de Murphy (douleur à la palpation de l'hypochondre droit combinée à une inspiration profonde) - Irradiation : scapulaire droite - Type : spasmes / torsion - Facteurs aggravants : majoration lors des mises en tension du diaphragme : toux, expectoration, inspiration - Intensité : forte - Durée : début brutal montant rapidement en intensité, durant moins de 6h si non compliquée - Signes associés : . vomissements ou nausées . fièvre / frissons, et/ou ictère orientent d'emblée vers des complications - Causes : . Lithiase (colique hépatique / cholécystite/ lithiase de la voie biliaire principale/ angiocholite) . Adénocarcinome de la vésicule, cholangiocarcinome des voies biliaires extra hépatiques
Douleur gastro-duodénale	- Localisation : épigastrique et hypochondre droit (en cas de lésion duodénale par exemple) - Type : crampe ou torsion - Irradiation : sans irradiation - Intensité : peut être une simple pesanteur comme une douleur intense - Durée : Dure quelques heures comme quelques minutes - Horaire : Varie avec l'alimentation : une douleur ulcéreuse peut être améliorée par les repas, en revanche une douleur de cancer gastrique peut être aggravée - Facteurs soulageants : pansements gastriques ou médicaments antisécrétoires - Périodicité : Double en cas de douleur ulcéreuse : le rythme est déterminé par les prises alimentaires, avec des phases de soulagement durant une à deux semaines, puis des phases de douleurs de la même durée - Palpation abdominale : sensibilité au niveau de l'épigastre. A noter que l'examen peut être normal - Causes principales (syndrome ulcéreux) : . Ulcère gastroduodénal, gastrites . Adénocarcinome de l'estomac . Causes fonctionnelles : Dyspepsie
Douleur colique	- *Localisation et irradiation :* le long du cadre colique, le plus souvent sur un seul segment - Type : en spasme, qui vont et viennent spontanément - Intensité : de faible à très intense - Facteurs soulageants : l'évacuation des selles et/ou de gaz - Durée : crises douloureuses courtes (1 à 10 minutes) ou prolongées (parfois plusieurs heures) - Examen physique : mise en évidence d'une sensibilité ou d'une douleur le long du cadre colique - Signes associés : ils sont aspécifiques : borborygmes, altérations du transit à type de diarrhée ou constipation, rectorragies associées à des émissions glaireuses - Causes fréquentes : . Syndrome de l'intestin irritable . Adénocarcinome colique . Colites : infectieuses, inflammatoires (RCH et maladie de Crohn), médicamenteuses, ischémiques
Ischémie intestinale	L'ischémie mésentérique survient en cas d'arrêt ou de baisse brutale du débit sanguin splanchno-mésentérique Ces ischémies peuvent être artérielles comme veineuses, aiguës ou chroniques Rare, souvent de présentation aiguë Urgence vitale A rechercher sur le terrain vasculaire à risque - Terrain : . Toxicité : traitement vasoconstricteur, cocaïne . Arythmies emboligènes, maladie athéromateuse, facteurs de risque cardiovasculaires . Antécédents thrombo-emboliques, contraception oestroprogestative, thrombophilie - Douleur abdominale : . Aiguë en cas d'occlusion brutale d'une ou plusieurs artères digestives, chronique en cas d'angor mésentérique . Survenue après un repas (effort digestif) et souvent accompagnées de diarrhée et d'amaigrissement . Diffuse rapidement à l'ensemble de l'abdomen, d'intensité croissante, rapidement très intense et continue - L'examen clinique est pauvre en dehors de la douleur - Signes associés possibles : . Distension abdominale progressive, vomissements . Dans un second temps, apparition de fièvre, défense puis contracture abdominale dans un contexte de sepsis ou de bas débit

Causes plus rares de douleurs abdominales	- Insuffisance surrénalienne aiguë - Maladie périodique (pourtour méditerranéen, contexte génétique, douleurs abdominales intenses, paroxystiques avec syndrome inflammatoire marqué et fièvre) - Porphyries - Purpura rhumatoïde - Drépanocytose (crise vaso-occlusive) - Douleurs pariétales abdominales (douleurs musculosquelettiques et des fascias) qui sont une cause d'errance diagnostique : souvent contexte traumatique (coup, cicatrice abdominale) et une majoration des douleurs par l'effort physique

Enfants < 2ans

- Infection ORL (20%)
- Pharyngite (20%)
- Virose (15%)
- Gastroentérite (10%)
- Fièvre isolée (5%)

Adulte

- Fonctionnelle (25%)
- Pathologie biliaire (15%)
- Appendicite (10%)
- Colique néphrétique (10%)
- Diverticules (5%)
- Pathologie pancréatique

Age > 65ans

- Infection digestive (25%)
- Occlusion (15%)
- Pathologie bilio-pancreatique (10%)
- Cancer (10%)
- Ulcère (10%)
- Patho urologique (7%)

Femme

Pathologie gynécologique + grossesse

Femme enceinte

- Steatose aigue gravidique
- HELLP syndrome
- Hematome sous capsulaire
- Pathologies favorisée par grossesse (biliaire, urinire, GEU, etc...)

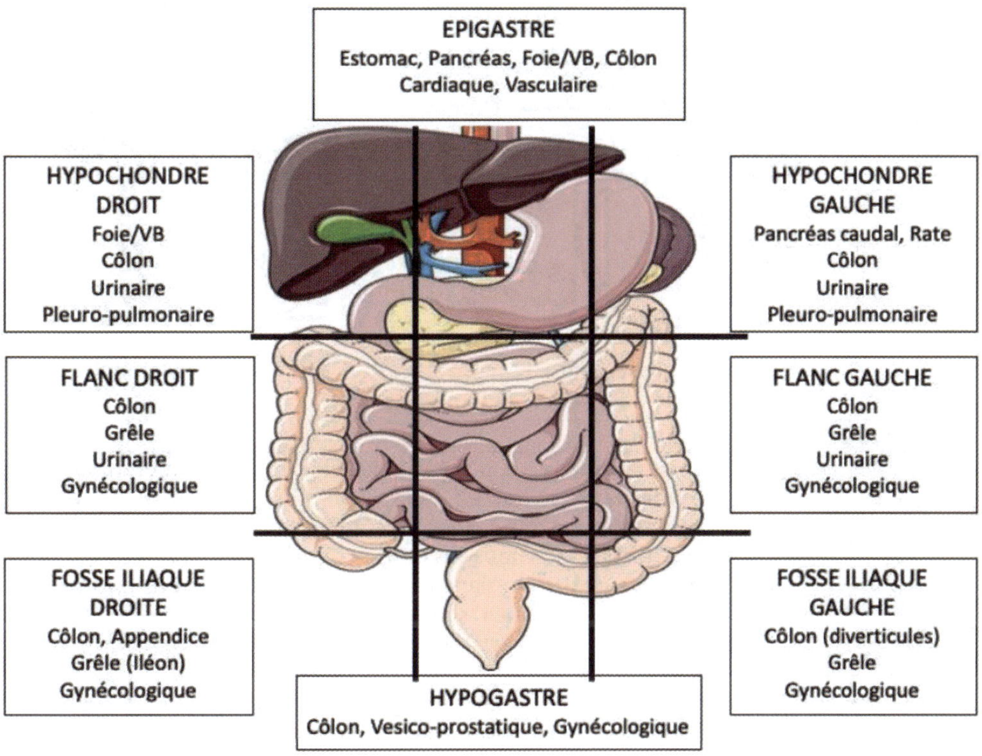

ITEM 271 (ex-268) : REFLUX GASTRO-ŒSOPHAGIEN - HERNIE HIATALE

RGO : fréquent, très majoritairement bénin : un épisode de pyrosis par semaine chez 10% des gens, 2 à 5 % un pyrosis quotidien.
FDR : obésité principalement, aussi hernie hiatale, grossesse, alcool, certaines chirurgies bariatriques et certains médicaments (par exemple : dérivés nitrés)
- Le Reflux Gastro-Œsophagien (RGO) correspond au passage intermittent d'une partie du contenu gastrique, vers l'œsophage
- Remontées : en dehors d'efforts de vomissements, pas toutes symptomatiques, ni toutes acides
- Distinguer le RGO « physiologique » et le RGO « pathologique » (symptômes « gênants » et/ou complications)

Physiopathologie	**Multifactorielle**		- Agression par le liquide gastrique, contre laquelle la muqueuse œsophagienne n'est pas protégée - Altération de la barrière anti-reflux constituée du sphincter inférieur de l'œsophage : hypotonie du sphincter inférieur de l'œsophage et **augmentation anormale des relaxations transitoires du sphincter inférieur de l'œsophage** - Augmentation de pression abdominale : tout ce qui va « peser/appuyer » sur l'abdomen, va favoriser le reflux (par exemple : toux, vêtements serrés ...). - La stase du contenu gastrique (repas très gras, calorique ; gastroparésie) - Diminution de la fonction de contention diaphragmatique, en particulier en cas de hernies hiatales
Physiopathologie	**Hernies hiatales**		Elles se définissent anatomiquement comme des protrusions de segments gastriques par le hiatus œsophagien diaphragmatique - **Hernie hiatale par glissement** : . Ascension du cardia à travers le hiatus œsophagien : forme la plus fréquente (85% des hernies) - **Hernie hiatale par roulement** : . Hernie de la grosse tubérosité : localisation paraœsophagienne. Moins fréquente (15%). Peut se manifester par une dysphagie. Peut s'étrangler Ces deux formes peuvent s'associer en une forme mixte **TRES IMPORTANT : les hernies hiatales ne se compliquent pas toutes de RGO**
Physiopathologie	**Hernies hiatales**		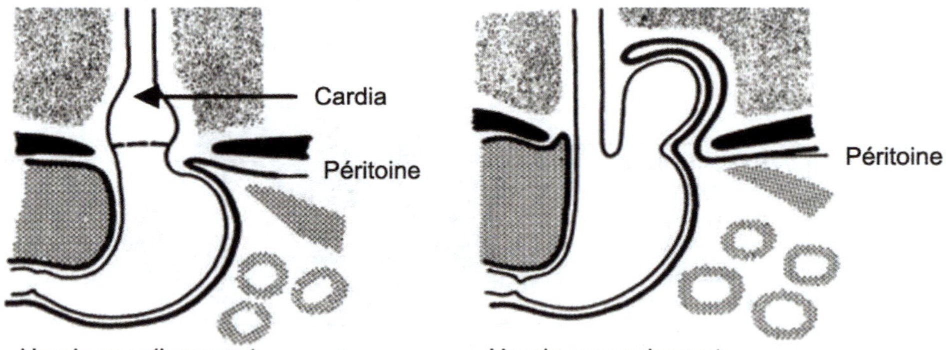 Hernie par glissement — Hernie par roulement
Diagnostic	**Diagnostic de RGO**		Le plus souvent clinique
Diagnostic	**Diagnostic de RGO**	**RGO typique**	- **Pyrosis** (signe le plus caractéristique) : sensation de brûlures rétrosternales ascendantes (spécificité : 90%) - **Régurgitations** : remontées de contenu gastrique acide, biliaire et ou alimentaire sans effort et sans nausées dans la bouche - **Syndrome postural** : signes 1 et 2 favorisés par le décubitus (période nocturne) ou l'antéflexion du tronc ("signe du lacet") NB: Il existe des RGO "pathologiques" sans pyrosis ni régurgitations
Diagnostic	**Diagnostic de RGO**	**Symptômes atypiques**	- Toux sèche, douleurs thoraciques pseudo-angineuse, érosions dentaires, certaines laryngites. Le lien discuté pour d'autres manifestations : asthme, fibrose pulmonaire, pharyngite, sinusite, otite moyenne récidivante. - Eliminer les autres causes plus fréquentes et/ou urgentes de toux chronique ou de douleurs thoraciques avant d'explorer un potentiel RGO responsable de ces manifestations - **Signes évoquant une pathologie néoplasique :** dysphagie, amaigrissement
Complications	- La majorité ne sont pas compliqués - Environ 60 % des RGO « symptomatiques » ne se compliquent pas d'œsophagite		
Complications	**Œsophagite**		- Diagnostic endoscopique (atteinte inflammatoire de la muqueuse œsophagienne) - Endoscopie pour évaluer la sévérité de l'œsophagite (moins de 5 % de forme sévère) via la classification de Los Angeles - Pas de parallélisme entre l'intensité des symptômes et la sévérité de l'atteinte endoscopique

Complications	**Hémorragie digestive**		- Capacité des ulcérations œsophagiennes à saigner et engendrer hématémèse, méléna, ou anémie par carence martiale - Complication de l'œsophagite ulcérée
	Sténose peptique		- Complication d'un RGO ancien souvent négligé → dysphagie et un amaigrissement.
	Endobrachyœsophage ou œsophage de Barrett		- Transformation de l'épithélium malpighien de l'œsophage en épithélium glandulaire de type intestinal (métaplasie intestinale) - Etat précancéreux prédisposant à **l'adénocarcinome** œsophagien - Le diagnostic endoscopique confirmé par les biopsies de la muqueuse œsophagienne anormale (métaplasie intestinale) - Surveillance et traitement de l'EBO selon la hauteur de l'atteinte et la présence d'une dysplasie de bas ou de haut de grade
	Adénocarcinome de l'œsophage		- Carcinogenèse avec dysplasie de bas puis haut grade avant transformation en adénocarcinome de l'œsophage de Barrett (<1 % par an)
	Autres		- Altérations de la qualité de vie et du sommeil souvent négligées (le RGO nocturne créé des micro-réveils et altère la qualité de vie et les performances au travail)
Examens complémentaires	**Endoscopie œsogastroduodénale (EOGD) +++**		- **Toujours** indiquée **après 50 ans** pour une symptomatologie de RGO "typique" non compliquée, quel que soit l'âge si **signe d'alarme** (dysphagie, amaigrissement, hémorragie digestive, anémie) - À discuter en cas de signes atypiques de RGO - Non nécessaire si symptomatologie typique sans signes d'alarme avant 50 ans L'EOGD normale n'élimine pas un RGO !
	Examens de seconde intention : pH-métrie et pH-impédancemétrie		- Sonde naso-gastrique dédiée permettant la mesure en continu du pH intra- œsophagien pendant 24 heures ainsi que de l'impédancemétrie permettant des remontées de liquide ou de gaz - Examen peu invasif et à faible risque - Cet examen sert à poser formellement le diagnostic de . RGO acide pathologique pour la pH-métrie simple . RGO acide, non-acide, neutre ou gazeux pour la pH-impédancemétrie - Indications : . Signes atypiques de RGO, les RGO résistants au traitement médical bien conduit . Bilan préopératoire quand se pose la question d'une chirurgie du RGO
	Manométrie œsophagienne		- Etude du péristaltisme œsophagien par des capteurs de pression disposés le long d'une sonde naso-gastrique dédiée (sonde de manométrie) - Indications sont : . Recherche d'un trouble moteur œsophagien . Bilan préopératoire d'une chirurgie du RGO
TTT	En majorité : RGO symptomatique intermittent, non compliqué		
	Règles hygiéno-diététiques		- Surélever la tête de lit, ne pas se coucher trop tôt après un repas gras, pas d'excès d'alcool et arrêt du tabac, perdre du poids en cas de surcharge pondéral, éviter les aliments identifiés par le patient comme donnant du reflux
	Médicaments		- Objectifs : soulager le patient, cicatriser les lésions d'œsophagite, prévenir les complications. - Traitement à adapter à la fréquence et à l'intensité des symptômes - IPP : traitement médical de référence
		Médicaments à effet topique	- D'usage ponctuel. - Traitement à la demande - N'empêchent pas la sécrétion acide gastrique - Neutralisent l'acidité luminale (bicarbonate, hydroxyde d'alumine ou de magnésium) ou se déposent à la partie haute de l'estomac pour protéger la muqueuse lors du RGO (alginate de sodium) - Utiles et efficaces en cas de symptômes peu fréquents - Pas de cicatrisation de lésions d'œsophagite
		Médicaments antisécrétoires	- Diminuant la sécrétion acide gastrique : anti- H2 et IPP - Antihistaminiques H2 : cimétidine, famotidine, ranitidine : efficaces sur les symptômes mais moins prescrits - Inhibiteurs de la pompe à protons : les plus efficaces et très largement prescrits
	Chirurgie		- Exceptionnelle : fundoplicature par coelioscopie

Ce qu'il faut savoir sur les IPP

IPP : médicament parmi les plus prescrits au monde.
- **Traitement du reflux gastro-**œsophagien (RGO)
- **Prévention et traitement** des **lésions gastroduodénales** dues aux anti- inflammatoires non stéroïdiens (AINS) chez les patients à risque (> 65 ans, ATCD d'ulcère gastroduodénal, anti-agrégants ou anticoagulants associés)
- **Eradication de Helicobacter pylori**
- **Traitement des ulcères gastroduodénaux**

Pharmacologie

- Inhibition non compétitive des pompes à proton avec diminution de la sécrétion acide. Augmentation du PH gastrique et de la gastrinémie. Nombreuses interactions médicamenteuses

Posologies et dosage

- Prise quotidienne à jeun le matin 15-30 mn avant le repas

	Demi-dose	**Pleine dose**	**Double dose**
Oméprazole	10	20	40
Rabéprazole	10	20	40
Lansoprazole	15	30	60
Pantoprazole	20	40	80
Esoméprazole	20	40	80

Effets secondaires : peu fréquents

- Principalement céphalées et diarrhée
- Chez le sujet sain : surrisque minime d'infection bactérienne digestive (Salmonelles non typhiques, Clostridium difficile, Campylobacter).
- Chez le cirrhotique, augmentation du risque d'infection du liquide d'ascite, surmortalité si consommation abusive
- Développement de polypes glandulo-kystiques bénins gastriques sans risque de dégénérescence
- Ostéoporose
- Colite microscopique
- Pas d'association avec la survenue de cancers

ITEM 272 (ex-269) : ULCÈRE GASTRIQUE ET DUODÉNAL – GASTRITE

Ulcère gastrique ou duodénal (UGD) : perte de substance de la paroi gastrique ou duodénale **atteignant la musculeuse** de la paroi du tube digestif
- Erosions : limitées à la muqueuse
- Ulcérations superficielles : qui atteignent la **sous-muqueuse** sans la dépasser
- Chute de l'incidence via la chute de l'infection à Helicobacter pylori (HP)
- Sex ratio 2H/1F Incidence de 1 à 2 /1000/ an dans les pays développés
- 90 000 nouveaux cas par an en France
- 2 à 10 % de taux de mortalité pour les formes compliquées (hémorragie, comorbidités associées)

Physiopathologie	Déséquilibre entre les mécanismes de défense et les facteurs d'agression des muqueuses gastriques et duodénales (Anti Inflammatoires Non Stéroïdiens (AINS), aspirine, stress, *Helicobacter pylori*, tabac)	
	Facteurs de protection	- Pré-épithéliale : mucus (barrière mécanique) - Bicarbonates duodénaux (tamponnement) - Epithéliale : renouvellement cellulaire - Sous-épithéliale : vascularisation muqueuse
	Facteurs d'agression	- ***Helicobacter pylori* (*H.pylori*)** : bacille gram négatif flagellé, résistant à l'acidité gastrique par activité uréasique . Contamination dans l'enfance : voie oro-orale ou oro-fécale . Prévalence élevée dans les pays en voie de développement et dans les populations les plus âgées (effet de cohorte) . Incidence en baisse depuis 30 ans . → Gastrite chronique avec atrophie, métaplasie puis parfois dysplasie . Risque accru d'adénocarcinome de l'estomac (< 1% des patients avec *H.pylori,* pic 60-70 ans) - **Anti Inflammatoires Non Stéroïdiens (AINS)** : diminution de la sécrétion des prostaglandines (facteur protecteur des muqueuses digestives) → risque d'ulcère accru . RR à 4 pour les AINS et 1,5 pour l'aspirine. . Moindre risque avec AINS sélectifs (COXibs) - **Syndrome de Zollinger Ellison** : hypersécrétion acide gastrique liée à une hypergastrinémie tumorale . Tumeur neuroendocrine pancréatico-duodénale sporadiques dans 75% des cas . Plus rarement néoplasie endocrinienne multiple de type 1 (NEM1) . Contexte d'ulcères multiples ou récidivants, souvent compliqués avec diarrhée chronique par maldigestion qui s'améliore ou disparaît sous inhibiteur de la pompe a proton (IPP) - **Autres causes et/ou facteurs favorisants** : tabac, maladie de Crohn, vascularites, infections chez les immunodéprimés (tuberculose, CMV), stress « pathologique intense » (réanimation, grand brulé), tumoral... à rechercher en cas d'ulcère non lié à HP et/ou à la prise d'AINS (10 à 20 % des cas)
	Mécanisme de l'hémorragie digestive ulcéreuse	- Ulcération des vaisseaux de la paroi gastroduodénale - Si hémorragie sévère : le plus souvent, ulcération de l'artère gastro-duodénale en cas d'ulcère bulbaire, ou de l'artère gastrique gauche en cas d'ulcère gastrique - Facteurs de risques des ulcères compliqués : . Âge > 65 ans . ATCD d'ulcère gastroduodénal compliqué, prise d'AINS ou d'aspirine particulièrement en cas d'infection à *H.pylori associée* . Prise d'anticoagulants
Diagnostic	**Syndrome ulcéreux typique**	- Douleur épigastrique : sensation de crampe ou de faim douloureuse calmée par l'alimentation - Pas d'irradiation - Double périodicité : dans la journée, postprandiale tardive (1 à 3h après les repas), et dans l'année périodes symptomatiques journalières entrecoupées de périodes d'accalmie de quelques mois
	Syndrome ulcéreux atypique	- **Fréquent,** douleurs de l'hypochondre droit ou gauche, irradiation dorsale, absence de périodicité, forme hyperalgique - Parfois diagnostic fortuit lors d'une Endoscopie œsogastroduodénale - Examen physique généralement normal en l'absence de complication **Explorations** : - Endoscopie œsogastroduodénale (EOGD) avec biopsies : examen clef, à pratiquer devant tout syndrome ulcéreux typique . Confirme le diagnostic, élimine des diagnostics différentiels (cancer +++en cas d'ulcère gastrique), permet de rechercher HP . Sous anesthésie locale ou générale . Visualise l'œsophage, l'estomac et les 1er et 2[s] duodénums . Morbidité exceptionnelle (hémorragie, perforation), mais information préalable et consentement obligatoire avec trace dans le dossier médical **Nécessité de rechercher une infection à H. pylori devant tout UG** **Indications de recherche d'HP** : - **Systématique** en cas de lésion ulcéreuse gastrique ou duodénale en endoscopie → biopsies gastriques pratiquées pendant l'endoscopie diagnostique - Prise d'AINS au long cours, cancer de l'estomac, lymphome du MALT, carence martiale inexpliquée et dyspepsie - Si pas besoin d'endoscopie recherche d'HP via un test non invasif (sérologie), le plus souvent un test respiratoire ++

Méthodes de diagnostic d'HP				
	Test	**Mécanisme**	**Efficacité**	**Remarques**
Tests non invasifs	**Test respiratoire à l'urée marquée***	Ingestion d'urée marquée au C13 entraîne une production de CO_2 marqué, détectée dans l'air expiré	Se et Sp > 95%	Valide pour vérifier l'éradication
	Antigènes fécaux	Antigènes *d'H.pylori* détectés par des anticorps dans les selles	Se= 91-96% Sp= 93-97%	Valide pour vérifier l'éradication Se diminuée en cas d'hémorragie
	Sérologie	Igg dans le sang	Se= 85% Sp= 79%	Reste positive après éradication Utile si hémorragie (car pas de biopsie en période hémorragique)
Test invasif	**Biopsies***	Anomalies histologiques en lien avec *H.pylori*	Se > 95% Sp > 95%	Permet la pratique d'un antibiogramme et d'une PCR en bactériologie

**Examens les plus souvent réalisés en pratique*

Complications	**Signes de gravité d'une douleur ulcéreuse**	- Défense abdominale ou contracture → perforation - Hématémèse (ou malaise initial), sang au toucher rectal (réalisé uniquement si signes évocateurs d'hémorragie), chute TA, tachycardie(hémorragie), méléna - Amaigrissement, adénopathie sus claviculaire → cancer
Complications	**Complications de l'ulcère**	- Hémorragie (la plus fréquente), perforation, sténose - Pour l'ulcère gastrique l'association avec un cancer de l'estomac - Si contracture abdominale penser perforation (péritonite chimique et ou septique) → **scanner abdominopelvien en urgence** (recherche de pneumopéritoine et/ou d'un épanchement abdominal) . **Contre-indication formelle à l'endoscopie +++ si suspicion de perforation** - **Prise en charge de la perforation** → Hospitalisation en service de chirurgie . Intervention en urgence (Cf ITEM Péritonite aiguë) . Traitement médical conservateur rarement, en cas d'ulcère perforé bouché sans signe de gravité (méthode de Taylor) : IPP + Sonde nasogastrique en aspiration + Antibiothérapie
Complications	**Suivi**	- Ulcères du duodénum ne dégénèrent jamais - Les cancers gastriques peuvent avoir l'aspect d'un ulcère bénin ce qui justifie le contrôle de leur cicatrisation en endoscopie (avec biopsies multiples des berges de l'ulcère)
TTT	**Traitement de l'ulcère**	- **Ulcère gastrique** : IPP simple dose pendant 4 à 8 semaines (jusqu'à cicatrisation contrôlé en EOGD) - **Ulcère duodénal** : IPP simple dose pendant 4 semaines
TTT	**Eradication d'*H.Pylori***	Pas urgent : → si possible guidée par l'antibiogramme ou la caractérisation du type *H.pylori* par PCR → si pas d' antibiogramme ou de PCR (le plus fréquent en pratique): traitement probabiliste Contrôle de l'éradication, par test respiratoire, au moins 4 semaines après l'arrêt des antibiotiques et au moins 2 après l'arrêt des IPP (la prise d'IPP provoque des faux négatifs) <u>Principe du ttt d'éradication</u> : - Plusieurs schémas possibles selon l'écologie bactérienne d'une durée de 7, 10 ou 14 jours - Bi-antibiothérapie ± sel de bismuth avec IPP double dose - Posologies des médicaments prescrits dans cette indication : . Amoxicilline : 1g matin et soir . Clarithromycine : 500 mg matin et soir . Lévofloxacine : 500 mg une fois par jour . Métronidazole : 500 mg matin et soir . Association dans une gélule (Pylera®) de sous citrate de bismuth potassique (140 mg) + chlorhydrate de tétracycline (125 mg) + métronidazole (125 mg) : 3 gélules, 4 fois par jour, en fin de repas ou après une collation . IPP : double dose : en une prise matin et soir (exemple: oméprazole 20 mg matin et soir)
TTT	**Gestion des AINS et de l'aspirine**	- Arrêt si possible (si impossible continuer les IPP demi-dose au long cours) recherche et éradication HP +++ - Indications de traitement préventif par IPP chez les patients sous AINS ou aspirine : . > 65 ans, . ATCD d'UGD . traitement par antiagrégant, anticoagulant ou corticoïdes associés

GASTRITE

Inflammation aiguë ou chronique de la muqueuse gastrique, définie en anatomopathologie sur des biopsies pratiquées lors d'une EOGD
Gastropathies : atteintes gastriques endoscopiques sans inflammation de la muqueuse gastrique, incluses dans cette « entité »
Il est d'usage de séparer les gastrites selon 3 critères :
- La cause
- La localisation des lésions dans le corps gastrique : antrale, fundique, pangastrique
- Le type de lésions anatomopathologiques : atrophie glandulaire, métaplasie, présence ou non de pathogène

Pathologies	**Gastrite**	**À *H.pylori* : la plus fréquente :** - Le plus souvent chronique, la gastrite peut être aiguë lors d'une primo-infection **Gastrites chroniques d'origine immunologique** : - Gastrite chronique atrophique auto-immune ou maladie de Biermer: fréquente chez les sujets âgés : . Atrophie marqué . **Anticorps anti-facteur intrinsèque et anti-cellules pariétales** dans le sang à rechercher dans le cadre de la maladie de Biermer . Conséquence : carence en vitamine B12 qui est mal absorbée en l'absence de facteur intrinsèque → supplémentation à vie, sous peine d'anémie macrocytaire et de lésions neurologiques graves . Atrophie gastrique fundique : conséquence une **malabsorption du fer** par défaut d'acidité duodénale consécutif à l'hyposécrétion acide . Une anémie par carence martiale est un motif de révélation fréquent de cette maladie - Gastrite lymphocytaire - Gastrite à éosinophiles isolée ou dans le cadre d'un syndrome hyper- éosinophile - Gastrite granulomateuse : la présence de granulomes évoque en premier lieu une atteinte gastrique d'une maladie de Crohn ; elle est également observée dans certains déficits immunitaires innés rares - Gastrites aiguës infectieuses, virales (à Herpès virus chez le sujet immunodéficient) ou phlegmoneuse d'origine bactérienne : rares
	Gastropathie	- Médicamenteuse : principalement la gastrite liée à la prise d'AINS - Chimique (alcool, ou reflux alcalin duodéno-gastrique) - D'hypertension portale : c'est une gastropathie congestive, d'aspect en mosaïque en endoscopie ; elle peut être un signe d'hypertension portale isolé sans varices œsophagiennes et gastriques associées
Examens complémentaires	**Traitement IPP**	- **Ulcère gastrique** : IPP simple dose pendant 4 à 8 semaines (jusqu'à cicatrisation contrôlé en EOGD) - **Ulcère duodénal** : IPP simple dose pendant 4 semaines
	Indications et place des biopsies lors d'une EOGD	- Si anomalies de la muqueuse → biopsies - Généralement pas de corrélation entre l'aspect endoscopique, les résultats des biopsiée et les symptômes du patient - L'opérateur peut décrire un aspect de "Gastrite" en endoscopie, sans que cela soit confirmé à l'histologie et sans que le patient présente des symptômes - L'**indication des biopsies** est liée à deux types de situations liées à l'aspect endoscopique de la muqueuse gastrique : . <u>Présence de lésion endoscopique</u> : affirmer le diagnostic de gastrite et en rechercher la cause . <u>En l'absence de lésion endoscopique</u> : rechercher une pathologie spécifique. Par exemple en cas de carence en vitamine B12 et d'anémie macrocytaire, des biopsies endoscopiques gastriques sont indiquées à la recherche d'une atrophie. De même, en cas d'antécédent familial de cancer gastrique, ou en cas de douleurs abdominales chroniques, des biopsies endoscopiques gastriques sont indiquées afin de rechercher *H.pylori* - Le suivi dépend des anomalies anatomopathologiques gastriques et de la cause. Suivi si . Gastrite auto-immune de Biermer (risque d'adénocarcinome et de tumeur neuro-endocrine gastriques) . Gastrite à risque de dégénérescence le plus souvent séquellaire d'une infection à *H.pylori* : gastrite atrophique, et/ou métaplasie/ dysplasie, qui sont des lésions pré-cancéreuses de l'adénocarcinome gastrique
TTT	**Principe de traitement**	- Celui de la cause : éradication d'HP, arrêt de l'alcool si possible, des AINS - Pas de traitement curatif de la gastrite auto immune de Biermer : supplémentation parentérale (IM) B12 ± en fer, surveillance endoscopique en rapport avec le risque néoplasique - Si gastrite symptomatique malgré le traitement de la cause : pansements gastriques ou les IPP

ITEM-R2C 273 (ex-270) : DYSPHAGIE

Définition : sensation d'obstacle à la progression du bol alimentaire, lors de la déglutition ou lors du passage dans l'œsophage, allant de la simple gêne au blocage
2 types selon le siège : cervicopharyngée (ou haute, d'origine souvent ORL) et œsophagienne
2 types selon le mécanisme : lésionnelle (organique) ou non (pas de lésion identifiée, anomalie de la dynamique du bol alimentaire)

Diagnostic	**Diagnostic différentiel**		- **Odynophagie** : douleur lors de la déglutition des aliments, sans sensation d'obstacle - ***Globus Hystericus*** : manifestation d'angoisse qui se traduit par une sensation de compression cervicale. Sensation de « gorge nouée », augmentée par le stress - **Satiété précoce** : le bol alimentaire descend normalement mais la faim est rapidement coupée - **Syndrome de rumination** : remontées alimentaires d'aliments descendus normalement dans l'estomac, provoquées par le patient ; absence de blocage alimentaire - **Anorexie** : perte d'appétit entrainant une baisse des prises alimentaires
	Interrogatoire	**Terrain et antécédents**	- FDR de cancer ORL ou de l'œsophage : alcool et/ou tabac (carcinome épidermoïde), surcharge pondérale/ RGO (adénocarcinome) - Pathologique neurologique ou neuro-musculaire : séquelle d'AVC, maladie de Parkinson ... - Maladie de système (sclérodermie), immunodépression (œsophagite infectieuse) - FDR de sténose cicatricielle de l'œsophage : ATCD d'ingestion de caustique / de radiothérapie / de RGO (sténose peptique) - Terrain atopique ou asthme (chez le sujet jeune), pour l'association avec l'œsophagite à éosinophiles (50 % des patients) - Traitements en cours (bisphosphonates, cyclines)
		Mode d'installation	- Une dysphagie **progressive** débutant avec les aliments solides conduisant à une alimentation mixée ou liquide puis à une aphagie avec stase salivaire qui est évocatrice d'une obstruction œsophagienne (en particulier néoplasique) - Une dysphagie paradoxale prédominant sur les liquides est classique bien qu'inconstante en cas de trouble moteur œsophagien de type achalasie
		Symptômes associés	- Signes ORL et/ou respiratoires, hoquet, hypersialorrhée, fausse-route - Altération de l'état général (anorexie, amaigrissement), méléna
Examens complémentaires	**Toute dysphagie doit être considérée comme lésionnelle (cancer de l'œsophage) jusqu'à preuve du contraire**		
	Endoscopie œsogastroduodénale		**En PREMIERE intention !** - Caractère lésionnel ou non de la dysphagie - **Biopsies systématiques** en muqueuse saine (œsophagite à éosinophiles) +/- biopsies ciblées sur une lésion - Chercher une sensation de « ressaut » au passage de l'endoscope au niveau de la jonction œsogastrique (trouble moteur œsophagien) - Anomalies morphologiques sans lésion muqueuse : hernie hiatale, diverticule - Peut être incomplète en cas de sténose non franchissable ou de stase alimentaire
	Examens de seconde intention		**Rechercher un trouble moteur œsophagien à l'origine d'une dysphagie fonctionnelle** : - **Manométrie œsophagienne** : en ambulatoire, patient vigile. Indiquée si dysphagie non expliquée par l'EOGD et biopsies endoscopiques normales et en l'absence d'œsophagite à éosinophiles - Sonde introduite par une narine, et positionnée dans l'œsophage. Enregistrement de l'onde péristaltique par des capteurs le long de la sonde - Si achalasie : défaut de relaxation du SIO et l'absence de péristaltisme œsophagien normal **Rechercher une compression extrinsèque de l'œsophage** : le **TDM CTAP injecté** avec opacification digestive haute : recherche d'hernie hiatale, tumeur compressive, etc. **Rechercher une lésion sous muqueuse œsophagienne** : une écho-endoscopie haute pour caractériser et au besoin ponctionner la lésion *Le transit œsogastroduodénal (TOGD) n'est presque plus pratiqué car moins précis que le scanner avec opacification digestive*
Etiologies	**Dysphagies lésionnelles avec sténose**		**Sténose tumorale** : - Intrinsèque à l'œsophage : . Carcinome épidermoïde ou adénocarcinome . Plus rarement : sarcomes, carcinome neuroendocrine, tumeurs du 1/3 supérieur de l'œsophage, tumeurs bénignes œsophagiennes (rares) - Extrinsèque : adénopathies médiastinales, cancer pulmonaire à petites cellules, tumeur médiastinale, autres causes rares, cancer du pharynx, du larynx, volumineux goitre thyroïdien compressif, anévrisme de l'aorte thoracique, tumeurs du médiastin **Sténose non tumorale** : - Sténose peptique +++ (secondaire au reflux gastro œsophagien) - Sténose : caustique, post-radique, post-endoscopique, post-opératoire (anastomotique), œsophagite à éosinophiles - Séquelles d'ingestion de caustique, syndrome de Plummer Vinson

Etiologies	**Dysphagies lésionnelles sans sténose**	- Œsophagite sévère (peptique, caustique, post-radique, médicamenteuse, infectieuse (mycotique, virale ...) - Diverticules œsophagiens : cervical, dit de Zenker (diverticule de la face postérieure de l'œsophage, à la jonction pharyngo-œsophagienne) ; du tiers inférieur de l'œsophage, dit épiphrénique, souvent associé aux troubles moteurs œsophagiens
	Dysphagies non-lésionnelles	- Troubles moteurs œsophagiens primaires : achalasie, œsophage marteau piqueur, spasmes œsophagiens - Troubles moteurs œsophagiens secondaires : sclérodermie, dermatomyosite, lupus, myopathie, paranéoplasique ... - Hypertonie du muscle crico-pharyngien - Pathologies neurologiques ou neuro musculaires : myasthénie, AVC, sclérose latérale amyotrophique, Parkinson, paralysie unilatérale du nerf vague, myopathie, syndrome pseudobulbaire d'origine vasculaire
Evolution	**Gravité**	- Gravité des dysphagies **pharyngolaryngées** en fonction de l'impact sur le pronostic vital (fausses routes sources de pneumopathie d'inhalation ...), puis sur la qualité de vie - Les dysphagies d'origine cancéreuse, ou les dysphagies qui empêchent une alimentation normale engagent le pronostic vital par la dénutrition qu'elles entrainent
	CPRE	- **Cholangio-pancréatographie rétrograde endoscopique** : . Geste endoscopique interventionnel est effectué sous anesthésie générale avec un matériel endoscopique dédié (duodénoscope à vision latérale) . Permet l'abord de la voie biliaire principale puis une sphinctérotomie endoscopique avant extraction instrumentale du calcul

DYSPHAGIE AIGUË

Causes	Cause souvent évidente : - Corps étranger, ingestion de caustiques, angines et phlegmons amygdaliens - En dehors de ces causes, une dysphagie **haute brutale** doit faire chercher une cause neurologique

ITEM 274 (ex-271) : VOMISSEMENTS DE L'ADULTE

- **Vomissement** : expulsion active et brutale par la bouche d'une partie ou de tout le contenu gastrique liée à un mécanisme de contractions de la musculature thoraco-abdominale) :
  . Souvent précédés et/ou associés à la **nausée** : sensation indolore et subjective associée à la nécessité ou l'envie de vomissements immédiats
  . Accompagnés de symptômes d'activation du système nerveux autonome (malaise, tachy- ou bradycardie, pâleur...)
- Les causes nombreuses la plupart communes et non graves
- Prévalence élevée dans la population générale : souvent cause bénigne (mal des transports, grossesse, éthylisme ...)
- Mode aigu ou chronique (durée > 7 jours) ou récidivant

Diagnostic	**Sémiologie**	- Vomissements fécaloïdes orientant vers un syndrome occlusif digestif bas - Vomissements postprandiaux tardifs chroniques d'aliments partiellement digérés suggérant une stase gastrique : orientent vers une obstruction digestive haute aiguë ou chronique gastroduodénale, ou une gastroparésie - Vomissements en jets matinaux sans nausées associés à des céphalées orientant vers une hypertension intracrânienne
	Diagnostics différentiels	- Régurgitation et mérycisme (ou « rumination) → remontée dans la bouche d'un contenu gastrique ou œsophagien sans effort musculaire thoraco-abdominal - Régurgitation : remontée passive, sans effort de vomissement ni nausée - Mérycisme : remontée volontaire d'aliments qui sont à nouveau déglutis après avoir été à nouveau mastiqués
	Examen clinique	- Interrogatoire : mode de survenue, prise de médicaments, exposition à des toxiques, signes fonctionnels associés digestifs (arrêt du transit, diarrhée, douleur abdominale ...) et extra-digestifs (vertiges, céphalées ...) - Examen physique complet y compris neurologique - Recherche de complications : déshydratation, de dénutrition, hématémèse, méléna ...

Diagnostic étiologique

Diagnostic étiologique :
- Guidé par le mode évolutif, les signes associés, leur survenue par rapport au repas, les données de l'anamnèse et l'examen physique
- En fonction du contexte, certaines causes doivent toujours être évoquées :
  . Grossesse ; surdosage ou intolérance à des médicaments (digitaline, opiacés, érythromycine, anticancéreux, dérivés de la théophylline ...)
  . Ingestion de toxique (alcool)
  . Exposition à un toxique (solvants, peintures, syndrome cannabinoïde)
  . Hypertension intracrânienne
  . Causes métaboliques (insuffisance rénale aiguë, insuffisance surrénale aiguë, acidocétose, hypercalcémie) ...

Causes les plus fréquentes de vomissements aigus	**Causes digestives**	- Gastroentérite aiguë virale saisonnière - Toxi-infection alimentaire Colique hépatique Pancréatite aiguë - Syndrome occlusif digestif d'origine mécanique (obstruction, strangulation) ou fonctionnel (iléus, colectasie) - Infarctus mésentérique
	Causes génito-urinaires	- Colique néphrétique - Grossesse dont grossesse extra-utérine
	Causes neurologiques	- Méningite et hémorragie cérébro-méningée Hypertension intracrânienne - Migraine avec ou sans aura Malaise vagal - Syndrome labyrinthique
	Causes métaboliques	- Hyponatrémie Hypercalcémie Hypoglycémie - Acidocétose diabétique
	Causes endocrinologiques	- Hyperthyroïdie - Insuffisance surrénale aiguë Acidocétose diabétique
	Causes toxiques	- Syndrome cannabinoïde - Médicaments (antibiotiques, surdosage en digitaline, chimiothérapie cytotoxique, opiacés, néfopam...) Exposition/ingestion de toxique (alcools, monoxyde de carbone, solvants...)
	Autres	- Infarctus du myocarde Glaucome aigu

Diagnostic étiologique	**Causes les plus fréquentes de vomissements chroniques**	Causes les plus fréquentes : sténoses du tube digestif et causes psychiatriques	
		Causes digestives	- Obstructions mécaniques intestinales hautes gastro- duodéno-grêliques (plus rarement basses colorectales) tumorales ou non, - endoluminales ou extrinsèques : cancer gastrique, duodénal, grêle, néoplasies du pancréas, pseudokyste pancréatique compressif, sténose gastrique due à un ulcère bénin pylorique, antral ou duodénal, carcinose péritonéale, maladie de Crohn, sténose post- anastomotique, grêle post-radique, sténose liée à la prise d'AINS… - Causes organiques par strangulation : adhérences, brides, hernies - Causes fonctionnelles : gastroparésie (diabète, sclérodermie…), post-vagotomie, pseudo-obstruction intestinale primitive ou secondaire (sclérodermie, paranéoplasique ..)
		Causes psychiatriques	- Anorexie mentale, boulimie Vomissements « psychogènes »
		Causes neuro centrales	- Hypertension intracrânienne
		Autres	- Grossesse (1er trimestre) - Hyperemesis aux cannabinoïdes - Vomissements cataméniaux (lors des menstruations) Syndrome des vomissements cycliques « idiopathiques »
		Médicaments et toxiques	- Chimiothérapies cytotoxiques (formes aiguës, retardées et anticipées) - Autres médicaments (digitaliques, opiacés …)
	Grossesse	- <u>1er trimestre</u> : fréquents (50 % des femmes) . En l'absence de complications, sont considérés comme physiologiques - *Hyperemesis gravidarum* : forme pathologique et sévère : vomissements incoercibles résistants aux traitements symptomatiques, risque de déshydratation, de troubles hydro- électrolytiques, d'une dénutrition aiguë avec cétonurie et de troubles du bilan hépatique (cytolyse et cholestase parfois ictérique) - <u>3e trimestre</u> : pré-éclampsie : situation d'urgence qui peut se manifester par des vomissements. Vomissements au 3e trimestre de la grossesse : évoquer une urgence obstétricale ou digestive jusqu'à preuve du contraire	
	Vomissements chimio-induits	- Effet émétisant variable des chimio (sévérité, délais d'apparition, durée). Meilleure tolérance des anticancéreux grâce aux nouveaux antiémétiques	
Examens complémentaires	Examens complémentaires : non systématiques - A faire si sujets âgés, présence de comorbidités, contexte particulier (épidémie de gastroentérite virale, toxi-infection alimentaire, intoxication éthylique aiguë, intolérance médicamenteuse, grossesse au 1er trimestre		
	Evaluation du retentissement biologique	Pour les formes aiguës suspectes de complication (patients vulnérables) et les vomissements chroniques - Si signes de déshydratation, d'amaigrissement, d'altération de l'état général ou si vomissements chroniques → . Ionogramme sanguin à la recherche d'une alcalose métabolique avec hypochlorémie et Hypokaliémie . Hémogramme à la recherche d'une hémoconcentration . Créatininémie et ionogramme urinaire à la recherche d'une insuffisance rénale fonctionnelle - Albuminémie et pré-albuminémie à la recherche de signes biologiques de dénutrition en cas de vomissements chroniques ou de signes de dénutrition - Si hémorragie digestive : NFS et bilan d'hémostase (TP, TCA, plaquettes)	
	Bilan étiologique	Aucun examen n'est systématique - **Scanner abdominopelvien** : utile si vomissements aigus et arrêt du transit orientant vers une **occlusion digestive** - **Scanner cérébral** : vomissements aigus, en jet, + céphalées matinales et/ou des signes neurologiques de localisation - **Ponction lombaire** : si syndrome méningé fébrile, précédé d'un scanner cérébral en cas de doute sur une hypertension intracrânienne - **calcémie corrigée ou ionisée** : hyperparathyroïdie primitive, ou patient avec métastases osseuses ou dans le cadre de certains syndromes paranéoplasiques (ex. cancer bronchique) - **glycémie, bandelette urinaire**, chez un patient **diabétique (acidocétose ?)** - **Endoscopie œsogastroduodénale** : vomissements postprandiaux avec AEG, : **néoplasie gastrique ?** - **Scintigraphie de vidange** gastrique : **gastroparésie** ? (tableau de vomissements chroniques dans le cadre d'un diabète ancien, d'une sclérodermie, ou encore en cas de vagotomie accidentelle en post opératoire d'une chirurgie abdominale ou thoracique) - **ECG** recherchant un infarctus inférieur, typiquement chez les patients diabétiques - **Bêta-HCG** : à doser chez une femme jeune avec vomissements récents	

PEC	**Vomissements avec critères de gravité**	→ **Hospitalisation** La gravité est liée à des éléments de deux natures (étiologie et complication) : - La cause peut être une **urgence médicale** (exemples : pancréatite aiguë, insuffisance surrénale aiguë ...), chirurgicale (exemple : syndrome occlusif) **ou obstétricale** (exemple : *hyperemesis gravidarum*) - Les complications des vomissements (ci-dessous les fréquentes) : . **Troubles hydro-électrolytiques** sévères: hypovolémie, hypokaliémie, hypochlorémie, et alcalose métabolique : hydratation IV . **Pneumopathie d'inhalation** souvent basale droite mettant parfois le pronostic vital en jeu (syndrome de Mendelson) ; formes sévères si troubles de la conscience associés (intoxication éthylique aiguë ou de troubles neurologiques associés) . **Hémorragie digestive haute** (syndrome de Mallory-Weiss) : déchirure longitudinale de la muqueuse du cardia conséquence de traumatismes liés aux efforts de vomissements répétés (diagnostic confirmé par endoscopie œsogastroduodénale) . **Décompensation de comorbidités** associées . **Impossibilité d'apports liquidiens et alimentaires** oraux
	Prise en charge thérapeutique	**Traitement étiologique (hypercalcémie, occlusion..)** **Traitements symptomatiques** : - Traitement de **troubles hydro-électrolytiques** : réhydratation *per os* ou intra-veineuse (voire sous-cutanée) - Pose d'une **SNG en aspiration**, en cas de vomissements aigus : peut soulager et diminuer le risque d'inhalation, notamment en cas de :Troubles de la conscience, Vomissements importants Urgence chirurgicale - Administration de **médicaments antiémétiques** *per os*, IV, voire par voie rectale : dompéridone, métoclopramide ou métopimazine : . Risque faible d'effets cardiaques graves (allongement du QT, arythmies ventriculaires, mort subites cardiaques) et de troubles neurologiques (syndrome extrapyramidal) . Chez le sujet âgé, leur utilisation est à éviter - Les vomissements chroniques exposent à un risque de dénutrition associée à des carences en divers nutriments à prendre en charge **Nécessité d'une surveillance clinique** (signes de déshydratation, poids, diurèse, constantes hémodynamiques) et biologique (ionogramme sanguin, créatininémie), et de la prise en compte de l'interruption d'éventuels traitements habituels pris par voie orale **Cas particuliers des vomissements chimio-induits** : - D'autres classes thérapeutiques utilisées : les anti-5-HT3 (sétrons), l'aprépitant, l'alizapride, les corticoïdes, adaptées au niveau de risque émétisant du schéma de chimiothérapie anti-cancéreux prescrit

ITEM-R2C 276 (ex-273) : HÉPATOMEGALIE ET MASSE ABDOMINALE

HÉPATOMÉGALIE

Hépatomégalie = augmentation du volume du foie. En pratique clinique = foie palpable. Le plus souvent, un foie palpable est pathologique.

Diagnostic

Interrogatoire

Interrogatoire pour tout patient ayant une hépatomégalie ou masse abdominale
- Circonstances de découverte : fortuite, dépistage, douleur, ictère
- Contexte : voyage en zone d'endémie
- Facteurs de risque de cirrhose : consommation d'alcool, éléments du syndrome métabolique, facteurs de risque d'hépatite virale
- Date des dernières règles (femme non ménopausée)
- Signes associés : fièvre, sueurs, amaigrissement, troubles du transit, signes urinaires et gynéco
- ATCD familiaux de cancers, personnels médicaux, chirurgicaux et gynécologiques

Examen clinique

- Caractéristiques de la masse : localisation, taille, consistance, douleur spontanée ou provoquée à la palpation, fixation aux plans profonds, pulsatile
- Foie dur à bord inférieur tranchant penser à la cirrhose. Recherche d'un syndrome septique : fièvre, frissons. Recherche de signes d'insuffisance hépatique ou d'hypertension portale, recherche d'un syndrome de cholestase
- Recherche de métastases : palpation du foie et des aires ganglionnaires (en particulier recherche d'une adénopathie de Troisier), touchers pelviens (selon le contexte).
- Recherche des signes d'insuffisance cardiaque droite (reflux hépatojugulaire, selon le contexte)
- Recherche d'une ascite

Etiologie

Principales causes d'hépatomégalie

Catégorie/mécanisme	Pathologies
Maladies hépatiques primitives aiguës ou chroniques	- Stéatose / stéatohépatite liée à l'alcool ou métabolique Cirrhose (l'hépatomégalie est inconstante) - Hépatites aiguës ou chroniques
Congestion par obstacle au retour veineux hépatique	- Insuffisance cardiaque droite, péricardite constrictive Syndrome de Budd-Chiari (exceptionnel)
Tumeurs hépatiques	**Tumeurs hépatiques malignes** : - Primitive : carcinome hépatocellulaire, cholangiocarcinome - Secondaires : Métastases - Hémopathie maligne : très rare **Tumeurs hépatiques bénignes** : - Polykystose hépatique ou hépatorénale - Autres tumeurs bénignes (hépatomégalie exceptionnelle)
Atteintes infectieuses	- Abcès hépatiques amibien ou bactérien Lésion parasitaire (hydatidose)

Diagnostic

Examens complémentaires

- Une **échographie abdominale doit être réalisée en 1ère intention** ±T DM ou IRM hépatique sans et avec injection de produit de contraste
- Le bilan de 1ère intention comporte :
  . Biologie : recherche des signes d'insuffisance hépatique et des anomalies des enzymes hépatiques : plaquettes, albuminémie, TP, transaminases, phosphatases alcalines, gamma-GT, bilirubinémie.
  . Imagerie : échographie-doppler abdominale

Hépatomégalie sans lésion focale

Cause	Signes évocateurs
Stéatose	- Alcool, syndrome métabolique Parenchyme hépatique hyperéchogène
Cirrhose	- Causes/facteurs de risque de cirrhose. Signes d'insuffisance hépatique et/ou d'hypertension portale - Foie dur à la palpation - Foie de contours bosselés à l'échographie Hépatomégalie diffuse ou sectorielle, parfois absente
Insuffisance cardiaque	- Facteurs de risque, cardiopathie connue Signes d'insuffisance cardiaque (dyspnée, œdèmes des membres inférieurs, reflux hépatojugulaire...) - Veines hépatiques dilatées à l'imagerie
Cholestase chronique	- Prurit, ictère - Dilatation des voies biliaires
Infiltration tumorale	- Hémopathies (Lymphome), cancer du sein (rare) - Altération de l'état général
Syndrome de Budd-Chiari	- Ascite - Veines hépatiques non visualisées à l'imagerie

<table>
<tr><td rowspan="12">Diagnostic</td><td rowspan="2">Hépatomégalie sans lésion focale</td><td>Biologie</td><td>- Le bilan de 1ère intention est complété en fonction du contexte clinique. En cas de suspicion d'hépatopathie chronique/cirrhose : voir item 279</td></tr>
<tr><td>Imagerie</td><td>- Si stéatose : parenchyme hépatique est hyperéchogène. Compléter par une évaluation de la fibrose hépatique (élastométrie hépatique, et/ou test sanguin de fibrose).
- Si suspicion de maladie biliaire : cholangio-IRM, TDM abdominale avec injection de produit de contraste (selon le contexte)
- Si suspicion d'insuffisance cardiaque : avis rapide en cardiologie
- Si suspicion d'infiltration tumorale hépatique : avis spécialisé urgent
- En cas de syndrome de Budd-Chiari : avis urgent en hépatologie</td></tr>
<tr><td rowspan="10">Hépatomégalie avec lésion(s) focale(s)</td><td colspan="2">Éléments d'orientation en cas d'hépatomégalie avec lésion(s) focale(s)</td></tr>
<tr><td>Tumeur hépatique primitive</td><td>- Hépatopathie chronique (cirrhose) sous-jacente
- Augmentation de l'alphafœtoprotéine</td></tr>
<tr><td>Tumeur hépatique secondaire</td><td>- Contexte de cancer connu
- Signes cliniques en lien avec le cancer primitif</td></tr>
<tr><td>Abcès hépatique</td><td>- Syndrome septique</td></tr>
<tr><td>Parasitoses</td><td>- Séjour en zone d'endémie</td></tr>
<tr><td>Biologie</td><td>- Le bilan biologique de 1ère intention sera être complété selon le contexte par :
. Des hémocultures, sérologie Entameoba histolytica en cas d'abcès hépatique
. Une sérologie des échinococcoses (kyste hydatique et échinococcose alvéolaire)</td></tr>
<tr><td>Imagerie</td><td>- La TDM et/ou l'IRM sont le plus souvent nécessaires (cf. item 304)</td></tr>
<tr><td rowspan="3">Ponction biopsie hépatique</td><td>- Indiquée lorsque les données de l'examen clinique, des examens biologiques et d'imagerie ne permettent pas d'établir la cause de l'hépatomégalie
- En cas de lésion focale : sur lésion focale <u>et</u> le parenchyme hépatique non lésionnel (2 prélèvements).
- Si abcès hépatique volumineux : ponction ± drainage, sous contrôle écho, avec une analyse bactériologique et éventuellement parasitologique selon le contexte.
- La ponction-biopsie hépatique peut être effectuée par voie transpariétale (sous guidage échographique le plus souvent), transveineuse (abord transjugulaire), ou chirurgicale.</td></tr>
<tr><td>- La voie transveineuse sera choisie en cas de troubles de l'hémostase (thrombopénie<60.000/mm^3 ou taux de prothrombine <50% ou prise d'anticoagulants ou antiagrégants plaquettaires ou hémodialyse ...) ou d'ascite. Elle ne permet pas de biopsier une lésion focale.</td></tr>
<tr><td>- Contre-indications :
. Dilatation des voies biliaires intrahépatiques
. Thrombose des veines sus hépatiques
. Les troubles de l'hémostase ne sont pas des contre-indications de principe. Elles nécessitent l'adaptation de la modalité de biopsie (transveineuse)</td></tr>
</table>

<table>
<tr><th colspan="5">MASSE ABDOMINALE</th></tr>
<tr><td colspan="5">Masse abdominale = augmentation de volume d'un organe intra- abdominal</td></tr>
<tr><td rowspan="23">Etiologies</td><td rowspan="23">Principales causes de masse abdominale palpable, selon la localisation</td><th>Siège de la masse</th><th>Organe atteint</th><th>Cause</th></tr>
<tr><td rowspan="3">Epigastre</td><td>Estomac</td><td>- Tumeur gastrique</td></tr>
<tr><td>Pancréas</td><td>- Tumeur pancréatique (rarement palpable)
- Pseudokyste pancréatique (rarement palpable)</td></tr>
<tr><td>Foie</td><td>- Hépatomégalie aux dépens du foie gauche</td></tr>
<tr><td rowspan="2">Hypochondre droit</td><td>Foie</td><td>- Hépatomégalie</td></tr>
<tr><td>Vésicule biliaire</td><td>- Obstacle biliaire du bas cholédoque (par exemple : cancer tête du pancréas)
- Tumeur maligne de la vésicule</td></tr>
<tr><td>Hypochondre gauche et flanc gauche</td><td>Rate</td><td>- Splénomégalie</td></tr>
<tr><td rowspan="2">Fosse iliaque droite</td><td>Cæcum</td><td>- Tumeur (cancer du côlon droit)
- Maladie de Crohn (iléite, abcès)
- Abcès appendiculaire (rare)</td></tr>
<tr><td>Ovaire droit</td><td>- Kyste ovarien
- Tumeur ovarienne (cancer primitif ou métastase)</td></tr>
<tr><td rowspan="2">Fosse iliaque gauche</td><td>Sigmoïde</td><td>- Constipation
- Tumeur du sigmoïde Sigmoïdite</td></tr>
<tr><td>Ovaire gauche</td><td>- Kyste ovarien
- Tumeur ovarienne</td></tr>
<tr><td rowspan="2">Région ombilicale</td><td>Aorte</td><td>- Anévrysme de l'aorte abdominale</td></tr>
<tr><td>Côlon transverse Intestin grêle</td><td>- Cancer colique
- Tumeur du grêle (rare)</td></tr>
<tr><td rowspan="2">Hypogastre</td><td>Utérus</td><td>- Grossesse
- Fibromyome utérin
- Cancer de l'endomètre
- Globe vésical</td></tr>
<tr><td>Vessie</td><td>- Tumeur vésicale</td></tr>
<tr><td rowspan="3">Ubiquitaire</td><td>Péritoine</td><td>- Carcinose péritonéale (toute localisation, dont métastase ombilicale)</td></tr>
<tr><td>Ganglions</td><td>- Adénopathies (lymphome, métastases)</td></tr>
<tr><td>Paroi</td><td>- Hernies, éventrations</td></tr>
<tr><td>PC</td><td>TDM abdomino-pelvienne</td><td colspan="3">- La TDM abdominopelvienne avec injection est l'examen de 1ère intention en cas de masse abdominale
- Le résultat de cet examen conditionnera la suite de la prise en charge</td></tr>
</table>

ITEM-R2C 277 (ex-274) : LITHIASE BILIAIRE ET COMPLICATIONS

Lithiase biliaire : présence dans la vésicule biliaire de calculs formés à partir de la bile
- Fréquence d'environ 20% de la population générale occidentale
- Augmente avec l'âge (60% après 80 ans)
- 80% des individus avec lithiase vésiculaire sont asymptomatiques
- Son dépistage n'est pas indiqué (car la probabilité cumulée de complication d'une lithiase vésiculaire est de 20%)

Colique hépatique : douleur liée à la mise en tension brutale des voies biliaires, par blocage transitoire d'un calcul, soit dans le canal cystique, soit dans la voie biliaire principale

Cholécystite aiguë : infection aiguë de la vésicule :
- Dite lithiasique quand due à une obstruction prolongée du canal cystique par un calcul

Angiocholite : infection bactérienne de la voie biliaire principale, généralement due à l'enclavement d'un calcul au niveau de l'ampoule de Vater (ampoule hépato- pancréatique)

Pancréatite aiguë : inflammation aiguë du pancréas :
- Dite biliaire si due à la migration d'un calcul biliaire dans l'ampoule de Vater

Différents types		2 types principaux de calculs biliaires : - Lithiase biliaire cholestérolique (80%) - Lithiase pigmentaire (20%)
	Lithiase biliaire cholestérolique	Due à une augmentation de la concentration biliaire en cholestérol avec sursaturation de la bile en cholestérol, puis précipitation lithiasique FDR : - Âge - Sexe féminin - Surpoids (obésité) - Multiparité - Jeûne prolongé et la nutrition parentérale - ATCD chirurgicaux type gastrectomie ou bypass - Hypertriglycéridémie et certains médicaments (œstrogènes, fibrates, analogues de la somatostatine)
	Lithiase pigmentaire	Due à une précipitation de la bilirubine non conjuguée qui est insoluble FDR : - Augmentation de production de la bilirubine (hémolyse, drépanocytose etthalassémie) - Obstacles biliaires - Infections biliaires chroniques
	Complications	- 3 complications les plus fréquentes de la pathologie lithiasique vésiculaire : **cholécystite, l'angiocholite, la pancréatite aiguë** - Plus rarement : l'iléus biliaire (occlusion du grêle par migration d'un volumineux calcul biliaire enclavé dans la valvule de Bauhin, secondaire à fistule cholédoco-duodénale)
Pathologies	**Colique hépatique**	- La colique hépatique est une douleur : . Brutale, intense, continue, à type de broiement ou de crampe dans l'épigastre ou l'hypochondre droit, irradiant en hémi-ceinture et vers l'omoplate ou l'épaule droite, inhibant la respiration . Durée quelques minutes à quelques heures (< 6h) . Associée à de possibles nausées et vomissements - A l'examen clinique possible **signe de Murphy** : la palpation de l'hypochondre droit provoque une douleur qui inhibe l'inspiration profonde - Diagnostic positif : . Douleur de colique hépatique, + présence de calculs vésiculaires à l'échographie (Sen 95%, meilleure que scanner ou IRM) +bilan biologique hépatique normal - Traitement : une fois la crise douloureuse calmée et en l'absence d'obstacle de la voie biliaire principale : cholécystectomie rapide(< 1 mois) afin d'éviter une récidive ou une complication - 3 principaux diagnostics différentiels à évoquer de colique hépatique :un syndrome coronaire aigu, ulcère gastroduodénal, pancréatite aiguë
	Cholécystite aigue	- Diagnostic positif : . **Douleur** de colique hépatique ± défense de l'hypochondre droit . **Syndrome infectieux** fréquent (fièvre, frissons) + syndrome inflammatoire biologique (hyperleucocytose à PNN) . Bilan hépatique normal . Épaississement de la paroi vésiculaire **> 4 mm (aspect en triple feuillet)**, associé à la présence d'un calcul vésiculaire Echo en 1ère intention, ± scanner en 2e - Complications septiques : . Abcès péri vésiculaire ou hépatique, péritonite biliaire due à une perforation vésiculaire . Fistule bilio-digestive - Traitement : . **Antalgique, antibiothérapie** de première intention à large spectre dirigée vers les germes digestifs et secondairement adaptée à un antibiogramme . **Cholécystectomie** réalisée en urgence (le plus tôt possible)

Pathologies	**Migration lithiasique**	- Migration de petits calculs dans la voie biliaire principale sans signe d'angiocholite ou de pancréatite . Douleur de colique hépatique . PAS de syndrome infectieux ou de syndrome inflammatoire . Elévation des transaminases souvent importante prédominant sur les ALAT, s'améliorant rapidement Diminution de plus de 50% en moins de 48h . Présence de calculs vésiculaires à l'échographie, et rarement une dilatation des voies biliaires - **Imagerie** : . **Echo en 1ère intention** mais mauvaise sensibilité . **Bili-IRM et écho-endoscopie** : les meilleurs examens pour identifier les calculs dans le **cholédoque** mais non utilisés en 1ère intention . TDM : a une mauvaise performance pour identifier les calculs dans le cholédoque
	Angiocholite aiguë	- Diagnostic positif : typiquement mais inconstamment la triade douleur de **biliaire - fièvre - ictère, apparus successivement en 48 heures** - Si triade non présente : les arguments en faveur du diagnostic sont l'association d'une cholestase (ictérique ou non) + un syndrome inflammatoire ou infectieux - **Echographie** : recherche une lithiase vésiculaire et une dilatation de la voie biliaire principale - 3 principales complications évolutives de l'angiocholite (en l'absence de traitement) : . Choc septique . Angiocholite dite « ictéro-urémigène » est une notion ancienne obsolète . Décès
	L'échographie abdominale est l'examen de 1ère intention dans toutes les pathologies sus-citées	
TTT	**En premier lieu**	- Antalgiques, antibiothérapie de première intention à large spectre dirigée vers les germes digestifs et secondairement adaptée à un antibiogramme - Désobstruction de la voie biliaire **en urgence** (par voie endoscopique ou radiologique)
	CPRE	- **Cholangio-pancréatographie rétrograde endoscopique** : . Geste endoscopique interventionnel est effectué sous anesthésie générale avec un matériel endoscopique dédié (duodénoscope à vision latérale) . Permet l'abord de la voie biliaire principale puis une sphinctérotomie endoscopique avant extraction instrumentale du calcul
	Cholécystectomie secondaire	- En fonction du terrain du malade et de la présence ou non d'une cholécystite
	Désobstruction de la voie biliaire	En dehors de toute urgence septique les 2 traitements possibles pour désobstruer la voie biliaire principale sont : - Chirurgicale en 1 temps (cholécystectomie avec désobstruction peropératoire de la voie biliaire principale) - En deux temps endoscopique (sphinctérotomie endoscopique biliaire) puis cholécystectomie
	En cas de sepsis sévère ou choc septique	Antibiothérapie et désobstruction biliaire en urgence par voie endoscopique ou radiologique

ITEM 278 (ex-275) : ICTÈRE DE L'ADULTE

<table>
<tr><td colspan="4">- Coloration jaune des téguments ou des conjonctives due à une augmentation de la concentration de bilirubine (conjuguée ou non conjuguée) dans le sang
- L'ictère cutané apparaît généralement lorsque la bilirubinémie dépasse 50 micromol/L
- L'ictère est dit à bilirubine non conjuguée quand la bilirubine non conjuguée est supérieure à 70% de la bilirubinémie totale
- Dans les autres cas : ictère à bilirubine conjuguée ou mixte</td></tr>
<tr><td colspan="4">Syndrome de Gilbert :
- Situation totalement bénigne et très fréquente (5 à 8 % de la population)
- Transmissions autosomique récessive d'une mutation du gène de la glucuronyl transférase
- En pratique : hyperbilirubinémie non conjuguée modérée et fluctuante, jamais supérieure à 80 µmol/L. Facteurs favorisants l'élévation de la bilirubinémie : fatigue, le jeûne, l'infection…
- Tests hépatiques normaux (pas de cytolyse, pas de cholestase, pas d'hémolyse)
- Ce n'est pas d'une maladie</td></tr>
<tr><td rowspan="3">Causes</td><td>Ictère à bilirubine non conjuguée</td><td colspan="2">- Syndrome de Gilbert principalement
- Autres causes : hyperhémolyse dysérythropoïèse
- Cliniquement : urines claires et selles normales
- Si ictère hémolytique : augmentation des réticulocytes (avec ou sans anémie), des LDH, diminution de l'haptoglobine</td></tr>
<tr><td>Ictère à bilirubine conjuguée ou mixte</td><td colspan="2">Ictère à bilirubine conjuguée : si associé à une augmentation du taux sérique des phosphatases alcalines et de la gamma-glutamyltranspeptidase = ictère cholestatique
- Cholestase = diminution de l'excrétion biliaire
- Peut être due :
. À une pathologie des canaux biliaires (cholangite sclérosante primitive) ou une obstruction des canaux biliaires
. À pathologie des canalicules biliaires : médicamenteuses, virales, génétiques
- Cliniquement :
. Urines foncées, selles claires, prurit. Douleurs biliaires typiques si lithiase de la voie biliaire principale
. Grosse vésicule (obstacle tumoral de la voie biliaire principale)
- Biologiquement :
. Cholestase biologique : augmentation des phosphatases alcalines et de la GGT .
. <u>Si cholestase prolongée</u> : carences en vitamines liposolubles (A, D, E, K), chute du TP avec FV normal, stéatorrhée, ostéopénie, exceptionnellement cirrhose biliaire secondaire
. <u>Si cholangite biliaire primitive</u> : anticorps anti-mitochondries.
Ictère à bilirubine mixte : élévation de la bilirubinémie conjuguée ET non conjuguée sans élévation significative des phosphatases alcalines (<2xNl)
- Circonstance la plus fréquente : l'insuffisance hépatocellulaire grave, soit dans le cadre d'une cirrhose soit d'une hépatite aiguë</td></tr>
<tr><td>Ictère par obstruction de la voie biliaire principale</td><td colspan="2">Mécanisme d'ictère le plus fréquent
Les trois causes principales sont : cancer du pancréas (par compression extrinsèque), cancer primitif de la voie biliaire principale (cholangiocarcinome) et lithiase de la voie biliaire principale
Plus rarement : sténose post-opératoire des voies biliaires, compression de la voie biliaire principale par une pancréatite chronique calcifiante ou par une adénopathie (tumorale ou inflammatoire).
Encore plus rare : cholangite sclérosante primitive (atteinte inflammatoire des voies biliaires, parfois associée aux MICI)</td></tr>
<tr><td rowspan="4">Bilan</td><td>Bilan biologique de 1ère intention chez l'adulte</td><td colspan="2">- Bilirubine totale et conjuguée, ASAT, ALAT, PAL, GGT, NFS-plaquettes
- Les autres examens seront demandés en fonction du contexte clinique et des résultats des examens de première intention</td></tr>
<tr><td rowspan="3">Bilan biologique de 2e intention</td><td>Bilirubine non conjuguée</td><td>- Si bilan hépatique normal (hors bilirubine), pas d'anémie, pas de contexte d'hémolyse : diagnostic de syndrome de Gilbert. Pas de suivi.
- Si anémie ou contexte d'hémolyse : bilan à la recherche d'une hémolyse, LDH, haptoglobinémie, schizocytes réticulocytes, test de Coombs et avis spécialisé en hématologie</td></tr>
<tr><td>Bilirubine mixte</td><td>- TP, facteur V, albuminémie
- Bilan à la recherche d'une cirrhose ou d'une hépatite aigue et de leurs causes</td></tr>
<tr><td>Bilirubine conjuguée</td><td>Échographie abdominale à la recherche d'une dilatation des voies biliaires
Si voies biliaires non dilatées :
- Imagerie : cholangio-IRM
. Si cholangio-IRM normale : recherche de cholangite biliaire primitive (CBP) par dosage des anticorps anti- mitochondrie
. Si pas d'anticorps anti-mitochondrie : biopsie hépatique
Si voies biliaires dilatées à l'échographie ou à la cholangio-IRM :
- Identifier le site de l'obstruction par imagerie (TDM abdominal injecté, bili-IRM/IRM-hépatique) ou par endoscopie (échoendoscopie ou CPRE)</td></tr>
</table>

Bilan	**Echographie**	Examen non invasif, sans danger, peu coûteux, dont la qualité varie avec l'opérateur et l'habitus du sujet → Sen et Spé variables - Son objectif principal : chercher **une dilatation des voies biliaires** par obstruction de la voie biliaire principale et/ou de la convergence des canaux hépatiques droit et gauche. - Autres objectifs : chercher des arguments pour une pathologie lithiasique (calculs vésiculaire), ou une masse
URGENCES	**Angiocholite**	*Cf. Item*
	Ictère lié à une insuffisance hépatocellulaire grave	Hyper bilirubinémie souvent mixte ou à prédominance conjuguée ; plus intense si insuffisance hépatocellulaire sévère **Critères de gravité** : association ictère, encéphalopathie hépatique et diminution du taux de prothrombine et du facteur V (< 50%) **1) Cirrhose** : l'apparition de l'ictère chez un patient cirrhotique doit faire rechercher des facteurs aggravants : exacerbation d'une hépatite virale, auto-immune ou alcoolique, cancer primitif, infection bactérienne... (cf. item cirrhose) **2) Insuffisance hépatique aiguë** : - Si insuffisance hépatique **aiguë** avec ictère : **transaminases très augmentées** (> 20 fois la limite supérieure des valeurs normales). - Insuffisance hépatique **sévère** : **Taux de prothrombine et de facteur V < 50 %** qui peut évoluer vers une insuffisance hépatique ***grave*** (c'est-à-dire avec **encéphalopathie**) dont la mortalité spontanée est d'environ 80 % → Rapprochement vers un centre de transplantation hépatique à organiser

ITEM 279 (ex-276) : CIRRHOSE ET COMPLICATIONS

- **Cirrhose** : définition histologique : désorganisation globale de l'architecture du foie, avec une fibrose annulaire délimitant des nodules d'hépatocytes en amas, appelés nodules de régénération
- De nombreuses maladies chroniques du foie peuvent aboutir à la constitution d'une cirrhose si leur évolution est prolongée (au moins 10 à 20 ans en général)
- En France, prévalence de 2000 à 3300 cas par million d'habitants, incidence annuelle de 150 à 200 cas par million d'habitants
- **Stade précoce** (**compensé**), asymptomatique
- **Puis** survenue de complications: ascite, ictère, encéphalopathie hépatique, hémorragie digestive → cirrhose alors **décompensée**
- Carcinome hépatocellulaire : complication indépendante du stade de la cirrhose
- Scores pronostiques dans le suivi : MELD, score de Child-Pugh
- MELD (score continu) calculé avec la bilirubinémie, l'INR et la créatininémie
- Score de Child-Pugh (score discontinu) calculé avec l'encéphalopathie, l'ascite, la bilirubinémie, l'albuminémie et le taux de prothrombine

<table>
<tr><td rowspan="3">Manifestations cliniques</td><td>Examen clinique</td><td>Examen clinique normal ou :
- Signes d'insuffisance hépato-cellulaire :
. Angiomes stellaires, prédominant à la partie supérieure du thorax, érythrose palmaire, ongles blancs
. Ictère conjonctival ou cutané, fœtor hepaticus
. Inversion du cycle nycthéméral, astérixis, confusion, voire troubles de conscience (signes évocateurs d'encéphalopathie hépatique)
. Hypogonadisme (atrophie des organes génitaux externes, gynécomastie et dépilation chez l'homme, spanio- ou aménorrhée chez la femme)
- Signes d'hypertension portale :
. dilatation des veines sous-cutanées abdominales (circulation veineuse collatérale), splénomégalie
- Ascite
- Lorsque le foie est palpable, il est de consistance ferme ou dure avec un bord inférieur irrégulier, dit « tranchant »</td></tr>
<tr><td>Examens paracliniques</td><td>- Les examens biologiques hépatiques (AST, ALAT, bilirubine totale, γ-GT, phosphatases alcalines) peuvent être normaux
- Elévation fréquemment modérée des transaminases et de la γ-GT
- Si insuffisance hépatique :
. Diminution des facteurs de coagulation (taux de prothrombine (TP) et facteur V)
. Élévation de l'INR
. Diminution de l'albuminémie
. Élévation de la bilirubinémie
- L'hypertension portale s'accompagne d'un hypersplénisme (thrombopénie le plus souvent, leucopénie ou anémie moins fréquentes)
- Si cirrhose avec consommation excessive d'alcool : macrocytose, bloc β-γ sur l'électrophorèse des protides
- Possible élévation de la ferritinémie comme dans toute maladie du foie active (attention, elle n'est pas spécifique d'une hémochromatose génétique associée) ; le coefficient de saturation de la transferrine peut être augmenté</td></tr>
<tr><td>Echographie-doppler abdominale</td><td>Examen première intention à faire chez TOUS les cirrhotiques :
→ Irrégularité des contours du foie, dysmorphie avec atrophie de certains secteurs (souvent le lobe droit) et hypertrophie d'autres secteurs (souvent le lobe gauche) et splénomégalie.
- Si cirrhose décompensée : possible ascite, splénomégalie, voies de dérivation (circulation veineuse collatérale)</td></tr>
<tr><td>Diagnostic</td><td>Diagnostic de cirrhose compensée</td><td>- Si suspicion de cirrhose compensée, méthodes non invasives de mesure sur la fibrose possibles en première intention : tests biologiques sanguins ou élastométrie impulsionnelle
- Tests sanguins : estimation semi-quantitative du degré de fibrose. L'élastométrie repose sur l'analyse de la vitesse de propagation d'une onde de cisaillement grâce à une sonde d'échographie.
- PBH pas indispensable : par voie transpariétale ou transjugulaire selon la présence d'ascite ou de troubles de l'hémostase
- L'histologie permet d'affirmer la cirrhose et d'objectiver parfois des lésions en rapport avec sa cause</td></tr>
</table>

Diagnostic étiologique

Causes de cirrhose	Arguments diagnostiques
Causes fréquentes	
- Consommation excessive d'alcool	- Antécédents de consommation excessive, rapport ASAT/ALAT ≥ 2, hépatite alcoolique en histologie
- Stéatopathie métabolique	- Surcharge pondérale, diabète, HTA, dyslipidémie, données histologiques
- Hépatite chronique C	- Ac anti-VHC, ARN du VHC par PCR dans le sérum
- Hémochromatose génétique	- Coefficient de saturation de la transferrine > - 45 %, hyperferritinémie, mutation homozygote C282Y du gène *HFE*
Causes moins fréquentes	
Cholangite biliaire primitive	Ac anti-mitochondries de type M2, données histologiques
Cholangite sclérosante primitive	Cholangite diffuse en imagerie (bili-IRM ou cholangiographie rétrograde), maladie inflammatoire chronique intestinale associée
Hépatite auto-immune	Ac anti-tissus à un titre élevé, hypergammaglobulinémie, données histologiques
Cirrhose biliaire secondaire	Antécédent d'obstacle prolongé sur les voies biliaires
Hépatite chronique B-delta	Ag HBs et d'ARN du virus D
Syndrome de Budd-Chiari	Obstruction des veines hépatiques en imagerie, affection prothrombotique
Les causes rares relèvent de l'avis spécialisé	
Biologie	- **Biologie systématique de première intention** pour le diagnostic étiologique : sérologies de l'hépatite C et de l'hépatite B, glycémie à jeun, cholestérol, triglycérides, ferritinémie, coefficient de saturation de la transferrine, électrophorèse des protéines plasmatiques - **En seconde intention** : sérologie delta (VHD) en cas d'AgHBs positif, anticorps anti- nucléaires, anti-muscle lisse, anti-LKM1, anticorps anti-mitochondries

Complications sévères de la cirrhose

Hémorragie digestive	**Hémorragie digestive par rupture de varices œsophagiennes et/ou gastriques (secondaires à l'hypertension portale)** Causes de saignement digestif du cirrhotique : - Rupture de varices œsophagiennes (RVO), gastriques ou ectopiques, ulcères gastriques ou duodénaux - Rupture de varices œsophagiennes : **hématémèse** et/ou un **méléna**, voire des rectorragies en cas d'hémorragie abondante - Extériorisation du sang parfois décalée de plusieurs heures - Pâleur cutanéomuqueuse, tachycardie (sauf en cas de prise de bêtabloquants) - Si hémorragie massive, hypotension voire état de choc avec signes périphériques : marbrures, sueurs, troubles de conscience, augmentation du temps de recoloration cutanée, une oligurie - Si pas d'extériorisation du saignement, chercher le méléna par un toucher rectal - La gravité de l'hémorragie est estimée par l'hypotension, la tachycardie, et les signes périphériques de choc - L'hématocrite mesuré très précocement (lors de la prise en charge au domicile par exemple) peut sous-estimer la gravité de l'hémorragie - **Endoscopie en urgence, le plus rapidement possible, et de toute façon dans les 12 heures, chez un malade à jeun, conscient, coopérant et stable sur le plan hémodynamique**
Encéphalo-pathie hépatique	- Représente l'ensemble des symptômes neurologiques allant l'astérixis, la confusion, au coma - Un des mécanismes-clés de l'EH est **l'hyperammoniémie** (liée à l'insuffisance hépatique et aux shunts veineux porto-systémiques) - Toujours rechercher une cause déclenchante à un épisode d'encéphalopathie : . Infections bactériennes . Hémorragies digestives . Prise de médicaments sédatifs . Insuffisance rénale . Hyponatrémie . Constipation . Présence d'un shunt porto-systémique spontanée ou acquis (TIPS) **Traitement de l'EH** : - Corriger un facteur déclenchant - SI troubles de la conscience sévères, prévenir l'inhalation du contenu gastrique par la mise en place d'une SNG et en position demi-assise - **Lactulose** : traitement curatif de l'EH clinique ou en prévention secondaire. Rifaximine : antibiotique non absorbable utilisé en cas d'échec du lactulose - Prévention primaire : prévention des facteurs déclenchants et l'éviction des médicaments sédatifs +++ - Prévention secondaire repose sur le lactulose ± associé à la rifaximine

Complications sévères de la cirrhose	**Infection spontanée du liquide d'ascite**	Prévalence 10 à 30 % chez les cirrhotiques avec ascite hospitalisés - Symptômes : . Fièvre . Des douleurs abdominales . Diarrhée . Hyperleucocytose . Encéphalopathie - Parfois asymptomatique → une ponction exploratrice systématique à chaque poussée d'ascite - Diagnostic : PNN > 250/mm^3 dans l'ascite. Examen bactériologique direct positif dans environ 40 % des cas. (entérobactéries++) - Si non traitée : risque d'encéphalopathie, d'insuffisance rénale ou choc septique, entraînant le décès
	Syndrome hépatorénal	- Insuffisance rénale d'origine fonctionnelle, apparaissant à un stade avancé de la cirrhose, non corrigée par le remplissage vasculaire, par les perfusions d'albumine, l'arrêt des diurétiques et des médicaments néphrotoxiques - Surtout en cas d'insuffisance hépatique sévère (taux de prothrombine < 50 %) avec ascite importante - Traitement : administration de vasoconstricteur et de perfusions d'albumine. Souvent effet bénéfique n'est que transitoire - Transplantation hépatique : seul traitement durablement efficace
TTT	**Principes généraux de prise en charge d'une cirrhose**	**Traitement de la cause** 1) <u>Cirrhose liée à l'alcool et hépatite alcoolique</u> : - Arrêt complet et définitif de l'alcool - Hépatite alcoolique aiguë sévère : complication aiguë survenant le plus souvent sur foie de cirrhose. A suspecter devant un ictère d'apparition récente, datant de moins de 3 mois, parfois fièvre modérée - élévation de la bilirubine totale > 50 µmol/L, chute du TP et syndrome inflammatoire - **La gravité** de l'hépatite alcoolique est évaluée par le score de **Maddrey fondé sur le TP et la bilirubinémie** 2) <u>Cirrhose secondaire à une hépatite chronique B</u> : - Si hépatite B au stade de cirrhose : traitement antiviral même en cas de virémie faible 3) <u>Cirrhose secondaire à une hépatite chronique C</u> : - Combinaisons d'antiviraux directs : traitements oraux, très bien tolérés, avec éradication dans 99% des cas 4) <u>Prévention des complications</u> : - Hémorragies digestives, ascite (+ infection), encéphalopathie, dépistage systématique du CHC
TTT des complications	**Hémorragie digestive liée à l'hypertension portale**	- Transfert en unité de soins intensifs ou de réanimation - Si hypotension sévère ou choc, pose de 2 VVP de bon calibre puis remplissage vasculaire. - Transfusion globulaire si mauvaise tolérance de l'anémie ou si le taux d'hémoglobine est inférieur à 7 g/dL. L'objectif de la transfusion : Hb à 7-8 g/dL - En parallèle, NFS, RAI, groupe sanguin - Sonde naso-gastrique n'est plus recommandée - Perfusion d'érythromycine avant la gastroscopie permettant d'accélérer la vidange gastrique et d'améliorer les conditions de l'endoscopie (contre-indiquée en cas de QT long à l'ECG) - Interruption souvent spontanée de l'hémorragie. Prévenir la récidive précoce, fréquente **→ Traitements spécifiques** - Traitement vasoactif pour réduire la pression portale, à mettre en urgence : . Administration intraveineuse soit de somatostatine ou d'analogues de la somatostatine (octréotide) soit de dérivés de la vasopressine (terlipressine) . Durée de 2 à 5 jours puis relais par des bêtabloquants au long cours - **Antibiothérapie** : . Risque d'infection bactérienne en cas d'hémorragie digestive chez le cirrhotique . Antibioprophylaxie systématique pendant 7 jours par quinolone (norfloxacine), ou amoxicilline-acide clavulanique ou céphalosporine de 3e génération (céfotaxime) pendant 7 jours - Endoscopie digestive haute **indispensable,** après injection d'érythromycine - En cas d'échec du traitement endoscopique, on recourt : . Soit à une sonde de tamponnement œsophagien . Soit à la mise en place en urgence d'un shunt porto-cave intrahépatique par voie transjugulaire (TIPS = Transjugular Intrahepatic Portosystemic Shunt = prothèse vasculaire mise en place dans un centre spécialisé) **L'association du traitement vasoactif, de l'antibiothérapie et du traitement endoscopique doit être systématique chez tous les patients**
	Prophylaxie des hémorragies digestives	<u>Prévention primaire</u> : - Par endoscopies de dépistage et traitement des varices à risque - FOGD systématique à la prise en charge initiale des cirrhotiques, en cas de cirrhose décompensée. - Si cirrhose compensée, évitable si chiffre de plaquettes normal et si l'élasticité hépatique par le Fibroscan® est peu augmentée (<20 kPa) <u>Prévention des récidives chez les malades qui ont déjà eu une hémorragie (prévention secondaire)</u> : - Les **bêtabloquants** doivent être introduits pour prévenir les récidives, en l'absence de contre-indication, à associer aux ligatures de varices œsophagiennes itératives toutes les 2 à 3 semaines

TTT des complications	**Ascite**	- **Si ascite tendue → ponctions évacuatrices** ± perfusions d'albumine selon le volume d'ascite ponctionné - **Régime hyposodé et diurétiques** : **spironolactone**, et en l'absence de réponse suffisante, ajout du furosémide - Effets secondaires des diurétiques :hyperkaliémie (spironolactone), hypokaliémie (furosémide), hyponatrémie, la gynécomastie (spironolactone) et insuffisance rénale fonctionnelle si de déplétion excessive - Quand l'ascite est contrôlée, baisse progressive des doses de diurétiques jusqu'à un arrêt complet. Régime hyposodé à maintenir - Reprise des diurétiques seulement si l'ascite réapparaît - Surveillance régulière du ionogramme sanguin. Evolution et traitement des œdèmes identique à l'ascite
	Carcinome hépato-cellulaire	- Incidence annuelle au cours de la cirrhose : 1 à 5 % → dépistage systématique chez les cirrhotiques - **Echographie hépatique systématique tous les 6 mois**. Le dosage de l'alpha-fœtoprotéine (AFP) peut être également réalisé tous les 6 mois - Suspicion de carcinome hépatocellulaire si : apparition d'un nodule sur foie de cirrhose. - En cas de doute, compléter l'écho par un TDM ou une IRM injectés. CHC en imagerie : **aspect hypervasculaire au temps artériel (wash-in) et hypovasculaire au temps veineux (portal, wash-out)** par rapport au parenchyme hépatique adjacent - Biopsie échoguidée (en foie sain et foie tumoral) si le comportement en imagerie est non caractéristique

ITEM-R2C 280 (ex-277) : ASCITE

Ascite : **épanchement libre dans la cavité péritonéale**. L'hémopéritoine estexclu de cette définition
Les deux principales causes en France sont la **cirrhose** et la **carcinose péritonéale**

Diagnostic

Démarche diagnostique

Elle repose d'abord sur l'examen clinique et la ponction d'ascite
1) Affirmer la présence d'une ascite
2) En identifier le mécanisme et la cause
D'autres examens paracliniques peuvent ensuite être réalisés pour préciser la cause

Interrogatoire

- Chercher des facteurs de risque d'hépatopathie chronique
- Rechercher un antécédent de cancer solide, d'hémopathie, de cardiopathie, de néphropathie, de dysthyroïdie, de tuberculose, de chirurgie ou traumatisme abdominal
- Rechercher également d'autres signes d'hypertension portale, d'insuffisance hépatocellulaire, d'insuffisance cardiaque droite, de néoplasie

Signes fonctionnels

	Cirrhose	Carcinose
Volume de l'ascite	++++	+
Douleur abdominale	0	++
Signes obstructifs	0	++
Ascite cloisonnée	0	++
Œdème des membres Inf.	+++	+/-

- Une dyspnée peut être présente en cas d'ascite de volume important ou d'épanchement pleural associé
- En cas de distension abdominale, on recherche une **matité déclive dans les flancs** (sensibilité et la spécificité de 70% pour le diagnostic d'ascite) et dont la présence témoigne d'un volume d'ascite d'au moins 1500 mL
- En cas de volumineuse ascite, une hernie abdominale peut apparaître
- Il existe un risque d'étranglement et de rupture d'une éventuelle hernie ombilicale
- Chez le patient obèse, la mise en évidence de ces signes peut être difficile

Ponction d'ascite

- **Ponction d'ascite exploratrice : à faire devant toute suspicion d'ascite**
- Étude des caractéristiques du liquide est primordiale pour déterminer la cause de l'ascite
- En urgence si cirrhose ou de suspicion d'infection du liquide d'ascite
- Le liquide :
  . le plus souvent citrin
  . si chyleux évoquer une compression lymphatique
  . si hémorragique craindre une ascite néoplasique

L'aspect macroscopique est très peu spécifique et NE PEUT PAS se substituer à l'analyse biochimique et cytologique

Analyse biochimique

- **Taux de protides** : examen de 1ère intention
- **Le seuil de 25g/L** est retenu pour discriminer exsudat (taux de protides > 25 g/L) et transsudat (taux de protides < 25 g/L)
- Cirrhose :
  . Ascite pauvre en protides
  . Gradient d'albumine entre le sérum et l'ascite est très spécifique si > 11 g/L (différence entre le taux plasmatique d'albumine et le taux en protéines de l'ascite)

Principales causes d'ascite et caractéristiques biochimiques du liquide en fonction de la cause

Organe concerné	Pathologie	Taux de protides	Gradient d'albumine sang-ascite	Organe concerné	Pathologie
Foie	**Cirrhose**	**< 25 g/L**	>11 g/L	Foie	**Cirrhose**
Péritoine	Carcinose péritonéale	> 25 g/L	<11 g/L	Péritoine	Carcinose péritonéale
Vaisseaux	Thrombose porte Syndrome de Budd-Chiari	< 25 g/L > 25g/L	>11 g/L <11 g/L	Vaisseaux	Thrombose porte Syndrome de Budd-Chiari
Cœur	Insuffisance cardiaque droite Péricardite constrictive	> 25 g/L > 25 g/L	<11 g/L <11 g/L	Cœur	Insuffisance cardiaque droite Péricardite constrictive

Comptage des cellules

- **Systématique** pour écarter une infection spontanée du liquide d'ascite. Seule l'ascite de la cirrhose peut s'infecter spontanément
- **L'infection spontanée du liquide d'ascite** met en jeu le **pronostic vital à court terme**
- Elle est définie par un taux de **polynucléaires neutrophiles (PNN) > 250/mm³** en l'absence de toute infection intra-abdominale contiguë
- En cas de liquide hémorragique, il faut demander un dosage de l'hématocrite qui écarte un hémopéritoine s'il est < 1%
  . Un taux très élevé de PNN (plusieurs milliers/mm³) devra faire rechercher une perforation d'organe creux

Analyse bactériologique

- Il faut ensemencer l'ascite dans des flacons **d'hémocultures** aéro- et anaérobies pour adapter l'antibiothérapie si un germe est identifié (environ dans 40% des cas)

Diagnostics différentiels	- Globe vésical (matité hypogastrique à limite supérieure concave vers le bas et non mobile) - Kyste volumineux (ovarien, rénal ou hépatique)
Examens complémentaires	- **Echographie-doppler abdominale :** examen radiologique de première intention. Permet de détecter de très faibles volumes de liquide, de rechercher des signes d'hypertension portale et des signes de cirrhose. Intérêt pour guider la réalisation de la paracentèse (ponction d'ascite) , pour éviter la survenue de complications en cas de doute diagnostique (obésité) ou en cas d'ascite de faible abondance ou cloisonnée. - **Pas d'imageries en coupe en première intention** pour l'exploration de l'ascite - **Utiles pour le diagnostic étiologique**, notamment en l'absence de cirrhose; on pourra alors demander un scanner abdomino-pelvien injecté ou une IRM hépatique - Autres examens complémentaires : en fonction de la cause supposée de l'ascite ou bien si aucune cause ne se dégage au terme de l'examen clinique

Exploration d'une ascite : démarche clinique et paraclinique pour le diagnostic positif et l'orientation vers les causes les plus fréquentes

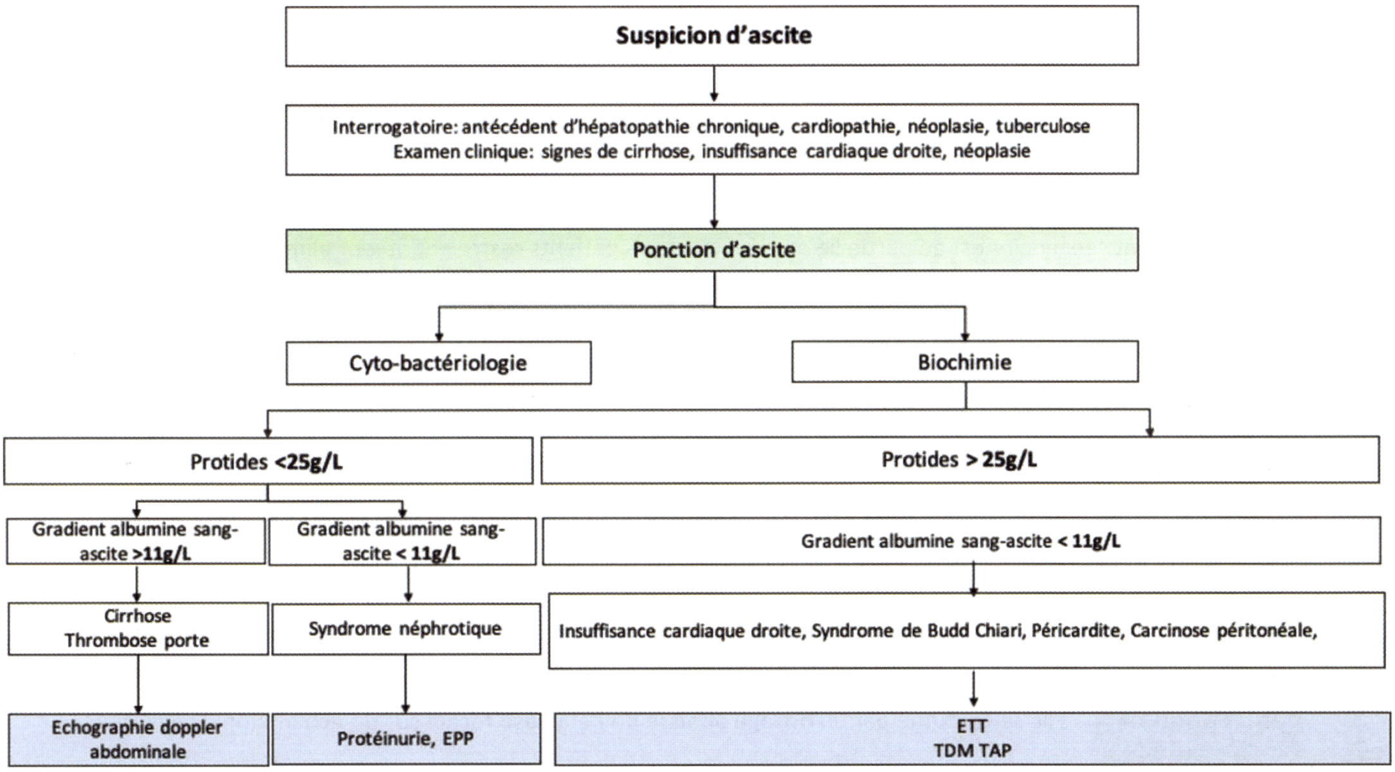

ITEM-R2C 281 (ex-278) : PANCRÉATITE CHRONIQUE

La pancréatite chronique (PC) est liée à une inflammation chronique de la glandepancréatique qui génère une fibrose mutilante. → destruction fonctionnelle du pancréas exocrine puis endocrine
- Prévalence : 25/100 000 habitants (pays occidentaux), âge moyen de débutdes symptômes 40 ans. Prédominance masculine (80%)

Causes		- > 80 % des PC en lien avec **consommation excessive d'alcool** pendant plus de 10 ans, souvent > 100 g par jour - Développement d'une PC chez <1% des consommateurs d'alcool - **Tabagisme :** . Principal autre facteur de risque indépendant, associé dans plus de 80 % des cas en cas de PC liée à l'alcool . Facteur péjoratif aggravant l'évolution de la maladie
Causes		Autres causes (les mêmes que la pancréatite aiguë) : - PC obstructives liées à un **obstacle** bénin ou malin des canaux pancréatiques : tumeurs d'évolution lente (TIPMP, TNE), sténose post traumatique du canal de Wirsung, séquelles de pancréatite aiguë, anomalie congénitale - Pancréatites auto-immunes, parfois associées à d'autres maladies dysimmunitaires (maladie inflammatoire chronique de l'intestin, cholangite à IgG4) - Pancréatites génétiques (plusieurs gènes peuvent être impliqués) - Hypercalcémie chronique et hypertriglycéridémie, causes rarissimes - Cause inconnue dans 10% des cas
Diagnostic		- Douleur siège épigastrique, à irradiation postérieure (transfixiante), typiquement déclenchée par les prises d'aliments ou d'alcool : . Peut être due à une poussée de pancréatite aiguë sur PC ou bien à l'inflammation chronique - Profil évolutif de la douleur varié : . De plusieurs heures à quelques jours . L'amaigrissement secondaire est en partie lié aux douleurs, les patients restreignant leur alimentation qui déclenche les douleurs
Manifestations cliniques et complications	**Pancréatite aiguë**	- Principal mode de révélation de la pancréatite chronique liée à l'alcool
Manifestations cliniques et complications	**Collections nécrotiques et pseudokystes**	- Fréquentes - Liquéfaction de la nécrose (collections nécrotiques), ou collections de liquide pancréatique (pseudokystes). Formation possible après une poussée aiguë (nécrose) ou par rétention canalaire (liquide clair) - Evolution : stabilisation, la régression ou complications : surinfection, compression d'un organe de voisinage (veine porte, veine mésentérique supérieure, cholédoque, tube digestif), hémorragie en lien avec un pseudoanévrysme, ou rupture dans un organe de voisinage (pleurésie) ou dans la cavité péritonéale (ascite pancréatique)
Manifestations cliniques et complications	**Complications biliaires**	- Sténose de la voie biliaire principale dans la tête pancréatique (fibrose péricanalaire, inflammation pancréatique ou compression extrinsèque par une collection) - Manifestation par une cholestase clinique (ictère, prurit rarement) et biologique (augmentation des PAL, gamma-GT, bilirubine)
Manifestations cliniques et complications	**Insuffisance pancréatique exocrine (IPE)**	- Complication tardive, associée à une **stéatorrhée et un amaigrissement** - Elle se confirme par un **dosage abaissé de l'élastase fécale** sur un échantillon de selles
Manifestations cliniques et complications	**Diabète secondaire**	- Diabète secondaire à l'insuffisance pancréatique endocrine - Complication **tardive et fréquente**, diabète d'abord non insulino-requérant puis nécessite le recours à l'insuline
Manifestations cliniques et complications	**Dénutrition**	- Dénutrition globale en nutriments, vitamines (liposolubles A, D, et K, mais également B dont B12, et B9) et oligoéléments (calcium, zinc, sélénium) - Augmentation du risque d'ostéoporose
Manifestations cliniques et complications	**Dégénérescence**	- PC : FDR modéré d'adénocarcinome pancréatique - Risque faible, pas de dépistage spécifique
Autres	**Anomalies biologiques**	- Lipasémie élevée lors des poussées de pancréatite aiguë. En dehors des poussées, dosage non indiqué car inutile - Cholestase en cas d'obstacle biliaire, diabète et carences après des années d'évolution
Examens complémentaires		Diagnostic : présence **d'anomalies parenchymateuses**, notamment de calcifications pancréatiques, **et/ou d'anomalies canalaires** en imagerie - Signes sont souvent absents au début de la maladie et apparaissant au cours du temps
Examens complémentaires	**Scanner abdominal**	**Scanner abdominal** sans et avec injection : . **Examen de première intention et de référence** . Lésions de PC : calcifications pancréatiques (spontanément hyperdenses sans injection), atrophie pancréatique, dilatations canalaires, et complications (collections, pseudokystes, compressions vasculaires ou digestives)
Examens complémentaires	**IRM bilio-pancréatique**	**IRM bilio-pancréatique** (avec séquences centrées sur le pancréas, les voies biliaires et le canal de Wirsung) : - Examen de référence pour l'exploration des anomalies canalaires biliaire et pancréatique - Moins performante que le scanner pour le parenchyme, ne visualise pas les calcifications
Examens complémentaires	**Echoendoscopie bilio-pancréatique**	**Echoendoscopie bilio-pancréatique :** sous AG, pas en 1ère intention : - Exploration de l'intégralité du pancréas avec une très grande sensibilité et caractérise avec précision le mécanisme des obstacles canalaires. - Ponctions à visée anatomopathologique en cas de doute diagnostique (PC de présentation pseudotumorale) et drainage des collections

Evolution	**Evolution sur plusieurs année**	**1) Stade initial** : **douleurs**, en lien avec des poussées de pancréatite aiguë, des complications aiguës, et des douleurs chroniques **2) Après plusieurs années**, disparition progressive des douleurs et apparition de **l'insuffisance pancréatique exocrine** (diarrhée de maldigestion avec stéatorrhée) et **endocrine** (diabète) Au cours du temps, complications chroniques (pseudokystes et compressions digestives, veineuses et de la voie biliaire principale) plus fréquentes **3) Au stade tardif**, il est fréquent que seuls le diabète ou l'insuffisance pancréatique exocrine persistent
TTT	**Sevrage alcoolo-tabagique**	**Arrêt de la consommation d'alcool et du tabac** ; l'arrêt de la consommation d'alcool permet souvent la disparition des douleurs
	Douleur	**Traitement de la douleur**, complexe et pluridisciplinaire (recours aux spécialistes de la douleur) : - Recours fréquent aux morphiniques mais les antalgiques de niveau 1 (paracétamol) ou 2 (tramadol, association paracétamol-codéine) peuvent être suffisants - Les AINS et les antalgiques à visée neuropathique (ex : prégabaline) parfois utiles
	Insuffisance pancréatique exocrine	**Traitement de l'insuffisance pancréatique exocrine** par extraits pancréatiques, en cas d'amaigrissement ou de stéatorrhée, à prendre au milieu du repas pour être plus efficaces (mélangés au bol alimentaire)
	Spécifiqueq	- Traitement spécifique du diabète - Traitement des autres complications : . Traitement de la dénutrition . Drainage des pseudokystes pancréatiques : par voie échoendoscopique en première intention, la chirurgie est très rarement nécessaire en cas d'échec (résection ou dérivation) . Traitement des sténoses biliopancréatiques par pose de prothèse par voie endoscopique, plus rarement par résection ou dérivation chirurgicale

ITEM-R2C 282 (ex-279) : MALADIES INFLAMMATOIRES CHRONIQUES DE L'INTESTIN

2 types de MICI (maladies inflammatoires chroniques de l'intestin) : **maladie de Crohn** (MC) et **rectocolite hémorragique** (RCH)
- Colite indéterminée dans moins de 10% des cas
- Présence de lésions chroniques du tube digestif, ± lésions extra-intestinales. Evolution par phases de poussée et de rémission (spontanée ou induite par le traitement), avec risque de destruction intestinale
- Prédisposition au cancer colorectal en cas d'atteinte colique dans la MC et la RCH et risque de cancer de l'intestin grêle dans la MC, beaucoup plus rare
- Prédominance des MICI chez sujets jeunes (enfants, adultes jeunes) avec un second pic chez les sujets de 60 ans dans la RCH
- Tabagisme : FDR de MC et ses complications, facteur protecteur de RCH
- Cause : non identifiée et physiopathologie encore mal connue. Facteurs génétiques, environnementaux, liés au microbiote fécal, et des anomalies de la réponse immunitaire. Prédisposition génétique (polymorphismes du gène CARD 15-NOD 2 dans la MC chez certains patients)
- Traitements médicaux basés surtout sur les immunosuppresseurs, ciblant les différentes voies de l'inflammation

<table>
<tr><td rowspan="2">Atteintes</td><td>Maladie de Crohn</td><td>La MC peut toucher tout le tube digestif, de la bouche jusqu'à l'anus
- Atteintes les plus fréquentes : iléales ou iléocæcales, coliques et anopérinéales, touchant toute la paroi intestinale (atteinte transmurale) → complications à type de fistule, d'abcès et de sténose, atteintes le plus souvent hétérogènes et non continues
- Atteinte anopérinéale (30% des patients) (douleur anale) : fistules simples ou complexes qui peuvent se compliquer d'abcès, des fissures/ulcérations anales, une sténose anale, des marisques (excroissances cutanées) qui peuvent être œdématiées ou ulcérées</td></tr>
<tr><td>RCH</td><td>- Atteinte systématique du rectum, extension ± haut dans le côlon
- Lésions limitées à la muqueuse et à la partie superficielle de la sous-muqueuse
- Atteinte continue, sans intervalle de muqueuse saine
- Pas d'atteinte du grêle ni de l'anus
- On distingue la rectite (atteinte limitée au rectum) ; la colite gauche (ne s'étendant pas au-delà de l'angle colique gauche) et la pancolite (s'étendant au-delà de l'angle colique gauche</td></tr>
<tr><td>Anapath</td><td>Anatomo-pathologie</td><td>- Il existe des lésions inflammatoires communes aux 2 MICI (réaction inflammatoire sur pièce opératoire/biopsie)
. Ulcérations, raréfaction des glandes, infiltrat lymphoplasmocytaire
- Lésions évocatrices de maladie de Crohn :
. Granulomes épithélioïdes (et parfois gigantocellulaires mais sans nécrose caséeuse) : spécifiques de la MC (détectés dans 30% des cas), non observés dans la RCH
. Infiltrat inflammatoire transmural dans la MC (superficiel dans la RCH)
- Inflammation chronique : fibrose intestinale (à risque de sténose) et facteur de carcinogenèse</td></tr>
<tr><td rowspan="4">Manifestations cliniques</td><td colspan="2">L'existence de symptômes nocturnes (douleur et diarrhée) réveillant le patient doit faire évoquer une maladie organique, notamment une MICI</td></tr>
<tr><td>Maladie de Crohn</td><td>- 3 plus fréquentes manifestations cliniques : diarrhée, douleurs abdominales et amaigrissement
- Fièvre et rectorragies inconstantes
- Douleurs souvent localisées en fosse iliaque droite ± syndrome de Koenig en cas de sténose du grêle
- Une masse peut être palpée dans la fosse iliaque droite (liée soit à un abcès, soit à l'atteinte iléocæcale avec épaississement de la paroi et des mésos)
- Atteinte anopérinéale (⅓ des patients) : très évocatrice du diagnostic de MC
- Chez l'enfant possible retard staturopondéral</td></tr>
<tr><td>RCH</td><td>- Principal signe : rectorragies, constantes
- Rectite : rectorragies parfois isolées, ± syndrome rectal, parfois majeur en cas d'atteinte sévère (évacuations glairosanglantes nombreuses, afécales, ténesme, épreintes)
- Si d'atteinte colique : douleurs abdominales de type colique, diarrhée sanglante ou glairo-sanglante (syndrome dysentérique) et parfois amaigrissement
- Si forme sévère, il peut exister une fièvre, un syndrome inflammatoire et une anémie</td></tr>
<tr><td>Manifestations extra-intestinales</td><td>Des manifestations extra-intestinales sont possibles dans les deux MICI :
- Associée à une poussée : arthralgies, arthrites, érythème noueux, aphtes buccaux, uvéite, pyoderma gangrenosum
- Dissociées de l'activité de la MICI : spondylarthrite ankylosante, cholangite sclérosante primitive (plus fréquente dans la RCH)</td></tr>
<tr><td rowspan="2">Diagnostic</td><td colspan="2">Le diagnostic repose sur des arguments cliniques, biologiques, endoscopiques, anatomopathologiques et radiologiques</td></tr>
<tr><td>Diagnostic différentiel</td><td>- Colites infectieuses : contexte clinique, examens bactériologiques des selles et des biopsies, absence de lésions chroniques à l'analyse histologique des biopsies
- Colite pseudomembraneuse liée à une infection à Clostridium difficile
- Iléite aiguë à Yersinia enterocolitica (tableau d'appendicite fébrile révélant une iléite)
- Infections sexuellement transmissibles (IST) en cas de rectite
- Tuberculose intestinale (atteinte iléo-caecale) : très rare en France</td></tr>
</table>

<table>
<tr><td rowspan="3">Diagnostic</td><td rowspan="3">Examens complémentaires</td><td>Endoscopie</td><td>Iléocoloscopie digestive, examen de 1ère intention en dehors de complication aigue</td></tr>
<tr><td>Imagerie</td><td>- Scanner abdominopelvien : réservé aux suspicions de complications : perforation, abcès, occlusion
- Dans la MC, l'entéro-IRM apprécie l'extension des lésions de l'intestin grêle :
. En cas de lésions inflammatoires, elle peut montrer un épaississement de la paroi, une prise de contraste de la muqueuse et un aspect « en peigne » des vaisseaux des mésos
. Elle peut montrer des complications : abcès, fistules, sténoses. Il existe souvent des adénopathies réactionnelles
- L'atteinte anopérinéale est précisée par IRM pelvienne en cas de lésion Clinique</td></tr>
<tr><td>Biologie</td><td>- Calprotectine fécale : marqueur le plus sensible de l'inflammation intestinale (quelle qu'en soit la cause) :
. Permet d'éliminer une MICI active si le taux est bas, et de faire le diagnostic différentiel avec le syndrome de l'intestin irritable
. Indispensable pour surveiller l'évolution sous traitement
- C-réactive protéine (CRP) : élévation variable dans les poussées :
. Une poussée inflammatoire peut s'accompagner d'une hyperleucocytose à PNN et d'une thrombocytose
- Anémie : fréquente et multifactorielle : ferriprive, inflammatoire, par carence en vitamine B12 en cas d'iléite ou de résection iléale, ou en folates en cas d'atteinte du grêle proximal
- Hypoalbuminémie peut refléter une entéropathie exsudative liée aux ulcérations digestives, une inflammation ou une dénutrition
- Si atteinte du grêle, possibles signes biologiques de malabsorption
- Une surinfection bactérienne, notamment à Clostridium difficile, de la MICI est souvent recherchée au diagnostic et lors des poussées coliques</td></tr>
<tr><td rowspan="4">Complications</td><td colspan="3">Complications : elles peuvent révéler la MICI ou survenir lors de l'évolution</td></tr>
<tr><td>Maladie de Crohn</td><td colspan="2">- Sténoses digestives (notamment iléales) : très fréquentes, responsables d'obstruction aiguë ou chronique avec, en cas d'obstruction incomplète syndrome de Koenig
- Fistules digestives : point de départ sur une ulcération transmurale, surtout iléales, peuvent être responsables d'un abcès, d'une péritonite ou se fistuliser dans un autre organe
- Atteinte anopérinéale
- Phlébite, embolie pulmonaire, dénutrition, colite aiguë grave</td></tr>
<tr><td>RCH</td><td colspan="2">- Colite aiguë grave plus fréquente dans la RCH
- Risque de colectasie : dilatation colique avec risque de perforation avec péritonite stercorale qui engage le pronostic vital
- Si fièvre, rectorragies abondantes, tachycardie, anémie ou altération de l'état général, une hospitalisation en urgence est nécessaire</td></tr>
<tr><td>Communes</td><td colspan="2">- Adénocarcinome colorectal :
. FDR : étendue de la maladie, durée d'évolution, nécessité d'un dépistage de la dysplasie (qui précède le cancer) par coloscopie
. Si cholangite sclérosante primitive associée à la RCH : augmentation de façon très importante du risque de cancer avec besoin de surveillance plus rapprochée
- Thromboses veineuses
- Hémorragies digestives basses</td></tr>
</table>

ITEM-R2C 283 (ex-280) : CONSTIPATION

Définition de la constipation :
- Soit par une réduction du nombre de selles hebdomadaires (< 3 selles/semaine)
- Soit par des efforts de poussée exagérés pour exonérer = dyschésie
- Soit une association des deux

Plainte concernant le transit (qualité et nombre de selles, sensation d'évacuation incomplète...).
Constipation chronique ≥ 6 mois
Constipation occasionnelle, entité à part : plainte d'une constipation apparue assez brutalement dans des circonstances particulières (derniers mois de la grossesse, un alitement, un voyage...)
Emission de selles liquides n'élimine pas une constipation, surtout si ces selles liquides précèdent ou suivent une période sans évacuation et/ou sont associées à l'élimination initiale d'un bouchon de selles dures (fausse diarrhée)
Prévalence = 15-20%. Prédominance féminine (rôle hormonal, accouchement)

Examens complémentaires	Aucun examen complémentaire systématique indiqué chez un constipé chronique qui consulte pour la 1ère fois, en l'absence de signe d'alarme	
	Examen endoscopique	Examen endoscopique par coloscopie avec anesthésie générale : - Symptômes apparus ou s'aggravant > 50 ans - Signes d'alarme (rectorragie, altérations de l'état général, modification récente et inexpliquée du transit) - Cadre du dépistage systématique du cancer du côlon dans la population générale (exemple : antécédent familial au premier degré de cancer colique)
	Examens biologiques	- Attitude non consensuelle et aucun bilan biologique strictement nécessaire - En fonction du contexte clinique et surtout s'il existe des signes d'alarme - NFS, Protéine C Réactive, TSH, glycémie, créatinine, ionogramme sanguin, calcémie
	Examens fonctionnels	- **Temps de transit colique aux marqueurs radio-opaques :** . Réalisation d'un cliché radiologique d'Abdomen Sans Préparation après ingestion de marqueurs radio-opaques pendant 5 à 6 jours afin d'évaluer leur nombre et leur répartition sur le cadre colique ; une formule permet de calculer le temps de transit colique (normale d'environ 60 heures) . Réalisé après arrêt des laxatifs . Examen simple et peu invasive . Attention, sensibilité faible avec une grande variabilité inter et intra-individuelle - **Manométrie ano-rectale** : . Examen pour identifier un trouble fonctionnel de l'exonération . Réalisé le plus souvent sans préparation préalable, chez un patient conscient, en décubitus latéral gauche. Sonde introduite par voie anale surmontée d'un ballonnet . Diagnostic de dyschésie (symptôme clinique) : asynergie ou asynchronisme abdomino-périnéale (absence de relaxation voire une contraction paradoxale du sphincter anal externe lors de l'effort de poussée)
	Examens morphologiques	- **Défécographie** : . Examen radiologique dynamique pour rechercher un trouble anatomique à l'origine d'une dyschésie (troubles de la statique pelvienne) . Opacifier le rectum et le plus souvent la filière urinaire et gynécologique et faire réaliser des efforts de poussées . Le plus souvent réalisé en cas d'échec des traitements conservateurs et lorsqu'une chirurgie est envisagée - **Déféco-IRM ou IRM pelvienne dynamique** : . Examen alternatif à la défécographie (choix dépendant des centres et des habitudes des équipes médico-chirurgicales)
Diagnostic	**Interrogatoire**	1/ Confirmer le diagnostic de constipation et son caractère chronique 2/ Rechercher des facteurs favorisants (sédentarité, régime pauvre en fibres, médicaments...) 3/ Rechercher des symptômes en faveur d'une cause secondaire 4/ Appréhender le mécanisme de la constipation : de transit ou distale (dyschésie) 5/ Rechercher des signes d'alarme en faveur d'un cancer colorectal voire du canal anal (rectorragie, altération de l'état général, modification récente et inexpliquée du transit...) 6/ Apprécier le retentissement sur la qualité de vie Attention à la « fausse diarrhée des constipés » : constipation distale avec présence de matières dans l'ampoule rectale (= fécalome). La dégradation de ces selles dans le rectum peut induire une « fausse diarrhée » avec des épisodes de diarrhée brutale faisant suite à plusieurs jours de constipation et une répétition fréquente de ce « cycle »
	Examen clinique	- **Examen de l'abdomen** : . Sensibilité en fosse iliaque gauche, en regard côlon gauche et du sigmoïde (stockage des matières fécales) +/- présence de matières fécales . Météorisme abdominal . En faveur d'une cause secondaire - **Examen proctologique** (fondamental) avec examen de la marge anale pour rechercher des lésions locales (hémorroïdes, fissure...)

<table>
<tr><td>Diagnostic</td><td>Examen clinique</td><td colspan="2">- Toucher rectal :
. S'assurer de l'absence de lésion anale ou rectale
. Rechercher la présence anormale de matières dans l'ampoule rectale (fécalome)
. Evaluer le tonus sphinctérien anal
. Rechercher une rectocèle
- Examen périnéal « dynamique » : examiner le patient lors d'efforts de poussée notamment. Il permet de mettre en évidence :
. Un trouble de la contraction du sphincter anal externe (le plus souvent défaut de relaxation ou contraction paradoxale lors de la poussée)
. Des troubles anatomiques tels qu'une descente périnéale</td></tr>
<tr><td rowspan="6">Origines</td><td colspan="3">2 types de constipation : idiopathique (= primitive ou constipation) et secondaire</td></tr>
<tr><td>Constipation idiopathique</td><td colspan="2">Constipation idiopathique peut être en lien avec deux mécanismes : un ralentissement du transit colique (constipation de transit) et/ou un trouble de l'évacuation rectale (constipation distale ou dyschésie). Les deux mécanismes de constipation peuvent coexister.
- Si constipation de transit : le plus souvent réduction de la fréquence et de l'amplitude des contractions coliques
. Réduction du nombre de selles hebdomadaires, des selles plutôt déshydratées (petites et dures car plus longtemps dans le côlon)
- Si constipation distale (= dyschésie) :
. Trouble fonctionnel (défaut de relaxation sphinctérienne anale voire contraction paradoxale du sphincter anal externe lors de la poussée, trouble de la sensibilité rectale)
. Et/ou trouble « anatomique » avec un trouble de la statique pelvienne (rectocèle, périnée descendant, procidence rectale interne...)
. Efforts de poussée exagérés, sensation d'évacuation incomplète et parfois recours à des manœuvres digitales pour favoriser l'évacuation (le plus souvent en cas de troubles anatomiques).</td></tr>
<tr><td rowspan="3">Constipation secondaire</td><td colspan="2">Révélatrice d'une maladie organique, digestive ou extra- digestive (à rechercher lors de l'interrogatoire)
- Cause organique (sténose colique) à évoquer devant toute constipation récente ou récemment aggravée.
- Cause médicamenteuse ou toxique à chercher systématiquement en cas de constipation récente.</td></tr>
<tr><td>Causes digestives</td><td>Causes extra-digestives</td></tr>
<tr><td>- Obstruction luminale (cancer colorectal ou de l'intestin grêle)
- Sténoses non tumorales (diverticulaire, inflammatoire, ischémique)
- Sténose anale (cancer du canal anal, sténose inflammatoire, cicatricielle)
- Compression extrinsèque : tumeur bénigne ou maligne (ex. ovaire), carcinose péritonéale, adhérences post- chirurgicales, endométriose, prolapsus</td><td>Neurologiques :
- Maladie de Parkinson
- Sclérose en Plaques
- Lésion médullaire
- Syndrome de la queue de cheval
- Accident Vasculaire Cérébral
NB : On considère que près de 50% des patients atteints de maladies neurologiques chroniques ont des troubles du transit
Métaboliques :
- Diabète
- Hypothyroïdie, insuffisance surrénale
- Hypercalcémie, hypocalcémie
- Hypomagnésémie, hypokaliémie
Maladies de système :
- Sclérodermie
- Amylose
Causes médicamenteuses ou toxiques :
- Fer oral
- Antidiarrhéiques
- Antalgiques (opiacés, tramadol), antispasmodiques
- Anticholinergiques
- Antidépresseurs (carbamazépine), antipsychotiques, anticonvulsivants (amitriptyline), antiparkinsoniens
- Diurétiques hypokaliémiants (furosémide)
- Résines (colestyramine)</td></tr>
<tr><td>Signes d'alarmes</td><td colspan="2">- Altération de l'état général, amaigrissement
- Douleurs nocturnes et insomniantes
- Rectorragies, méléna
- Constipation sévère, persistante, ne répondant pas au traitement ou s'aggravant sans cause évidente
- Syndrome rectal (épreintes, ténesme, faux besoins)
- Masse abdominale ou rectale
- Biologie : anémie, syndrome inflammatoire</td></tr>
</table>

PEC	**Constipation secondaire (organique)**	Traitement de la cause
	Constipation idiopathique (fonctionnelle)	Règles hygiéno-diététiques et traitement médical par laxatifs - Règles hygiéno-diététiques : . Régime enrichi en fibres (environ 25 g/jour) . Eaux riches en magnésium . Pas d'intérêt à augmenter les apports hydriques . Présentation régulière aux toilettes . Amélioration de la position de défécation (jambes surélevées, utilisation d'un marche-pied) - Rééducation ano-rectale peut être utile dans le traitement de la constipation distale - Prise en charge psychologique peut être nécessaire, en fonction du contexte - Chirurgie exceptionnelle dans la prise en charge de la constipation (colectomie) et concerne surtout la chirurgie des troubles de la statique pelvienne (rectocèle etc.) - Laxatifs de 1ère intention : laxatifs osmotiques et laxatifs de lest

ITEM 284 (ex-281) : COLOPATHIE FONCTIONNELLE

Syndrome de l'intestin irritable (SII) (anciennement colopathie fonctionnelle) : diagnostic clinique, défini par la présence de **douleurs abdominales associées à des troubles du transit en l'absence de toute maladie organique digestive**.
- Par définition, l'ensemble des examens complémentaires sont normaux.
- Pathologie bénigne, chronique avec importante altération de la qualité de vie
- Il existe 4 sous-types de SII selon le transit prédominant :
  . Le SII avec diarrhée prédominante (SII-D)
  . Le SII avec constipation prédominante (SII-C)
  . Le SII avec alternance de diarrhée et de constipation (SII-A)
  . Le SII indéterminé (SII-I), pour les patients n'entrant dans aucun des 3 sous- groupes
- **Défini par les critères de Rome** : douleur abdominale récidivante, survenant au moins un jour par semaine dans les trois derniers mois avec au moins deux des critères suivants :
  1) Une douleur abdominale en relation avec la défécation
  2) Une douleur abdominale associée à une modification de la fréquence des selles
  3) Ou une douleur abdominale associée à une modification de l'aspect des selles
- Le début des symptômes doit dater d'au moins six mois avant de pouvoir poser le diagnostic
- Prévalence : environ 4% dans le monde, variable selon pays
- Prédominance chez les femmes et les jeunes
- Premier motif de consultation en gastroentérologie
- Retentissement sur la qualité de vie et la productivité au travail parfois importants
- Problème de santé publique encore mal reconnu

Symptômes

Douleur abdominale	Principal symptôme : à type de spasme, le plus souvent localisée en fosse iliaque gauche ou en hypogastre, classiquement non présente la nuit et peut être exacerbée par l'alimentation - Intermittente et survient par crise, en lien avec le transit (amélioration ou aggravation avec le transit) - Aggravation fréquente par les épisodes de **stress ou d'anxiété**, et une accalmie pendant les périodes de repos comme les vacances… - Il s'y associe très souvent un ballonnement abdominal, une sensation subjective de plénitude ou d'inconfort abdominal
Trouble du transit	Deuxième symptôme clé : - Constipation, définie par moins de 3 selles/semaines, des selles dures ou des difficultés d'évacuation - Alternance diarrhée- constipation - Diarrhée définie par des selles fréquentes c'est-à-dire au moins 3 selles/jour, (souvent postprandiales, molles à liquides), parfois impérieuses
Associations	Association fréquente à d'autres symptômes fonctionnels : dyspepsie fonctionnelle avec la présence de symptômes gastro-intestinaux hauts (satiété précoce, pyrosis, pesanteur épigastrique), fibromyalgie (myalgies et arthralgies diffuses sans substrat organique), syndrome de fatigue chronique

Diagnostic

Examen clinique :
- Signes cliniques d'alarme à rechercher → si présents coloscopie afin d'éliminer une organicité
- Survenue des symptômes après l'âge de 50 ans :
  . Sang dans les selles (rectorragies ou méléna ou anémie)
  . Symptômes nocturnes, amaigrissement
  . Apparition récente ou modification des symptômes
  . Terrain à risque de néoplasie colique
- Si anomalie à l'examen physique abdominal + toucher rectal, ou si résistance au traitement médical proposé, il faut également réaliser une coloscopie

Coloscopie	**Coloscopie** - Indiquée: . En présence de signes cliniques d'alarme . En cas de symptomatologie diarrhéique . En cas d'anomalie à l'examen clinique (masse abdominale, perte de poids) 4/ En cas d'anomalie biologique (anémie, inflammation) - Coloscopie : examen sous anesthésie générale, après préparation colique orale, pour nettoyer le côlon. - En cas de sous-type diarrhéique : biopsies étagées dans tous les segments coliques à la recherche d'une colite microscopique et dans l'iléon afin d'éliminer une maladie de Crohn iléale. **Endoscopie œsogastroduodénale avec biopsies** à la recherche *d'Helicobacter pylori* et/ou d'atrophie duodénale indiquée en cas de dyspepsie associée ou d'anémie ferriprive
Bilan biologique	- Bilan biologique pour d'éliminer une pathologie organique - Une NFS (anémie), une CRP (syndrome inflammatoire) - Dans le SII à prédominance diarrhéique : une TSH (hyperthyroïdie) et des anticorps anti-transglutaminase de type IgA (maladie cœliaque). - Examen parasitologique des selles pour éliminer une lambliase
Imagerie	**Pas d'imagerie** dans les formes typiques de SII

Diagnostics différentiels de SII : MICI, maladie cœliaque, colites microscopiques

<table>
<tr><td rowspan="2">TTT</td><td>Education thérapeutique et PEC</td><td colspan="2">1) Après avoir posé le diagnostic, expliquer le caractère bénin et chronique des symptômes
- Prendre le temps d'expliquer les mécanismes physiopathologiques sous-jacents (altération de l'axe intestin-cerveau, hypersensibilité viscérale, troubles de la motricité intestinale, et dysbiose intestinale)
- Rassurer pour éviter le nomadisme médical. La relation médecin malade ++
2) Fixer des objectifs raisonnables au patient (efficacité des traitements est incertaine, pas de guérison)
- L'objectif est d'améliorer les symptômes et donc la qualité de vie
3) Traitements médicamenteux (cf. tableau) : antispasmodique et régulateurs du transit en première intention
- En seconde intention, certains régimes, certains probiotiques ou hypnose
- Une prise en charge psychologique et les antidépresseurs peuvent être utilisés
4) Prise en charge diététique :
- En première intention : conseils d'hygiène alimentaire simples sont proposés (3 repas par jour, manger lentement, éviter les aliments trop gras...).
- Si régime respecté ou insuffisant, possibilité de proposer aux patients un régime pauvre en Fermentables Oligo-, Di-, Monosaccharides And Polyols (FODMAPs) sur une période de 4 à 8 semaines. (élimine les carbohydrates mal absorbés et permet souvent d'obtenir un meilleur confort digestif)
- Régime à encadrer par une diététicienne</td></tr>
<tr><td>Traitement médicamenteux</td><td colspan="2"><table>
<tr><th>Catégorie de traitements</th><th>Dénomination commune internationale des traitements</th></tr>
<tr><td>Antispasmodiques</td><td>- Alvérine + siméthicone
- Trimébutine
- Phloroglucinol
- Pinavérium</td></tr>
<tr><td>Laxatifs</td><td>- Osmotiques : Macrogol
- De lest : Ispaghul</td></tr>
<tr><td>Ralentisseurs du transit</td><td>- Lopéramide</td></tr>
<tr><td>Antidépresseurs</td><td>- Amitriptyline
- Rarement : inhibiteurs de la recapture de la sérotonine</td></tr>
</table></td></tr>
</table>

ITEM 285 (ex-282) : DIARRHÉE CHRONIQUE

Diarrhée (OMS) : émission > 3 selles/jour molles à liquides ou poids moyen des selles > 300 g/24h (sur 3 jours consécutifs)
Chronicité : durée > 4 semaines
3 diagnostics différentiels de diarrhée (poids moyen des selles normal) :
- **Syndrome rectal** ou polyexonération secondaire à un trouble de la statique pelvienne, avec émissions fécales ou afécales fréquentes
- **Incontinence fécale** avec émissions de selles plus fréquentes et surtout non contrôlées (parfois non exprimé par le malade, question à lui poser systématiquement)
- **Fausse diarrhée du constipé** secondaire à l'exsudation colique au contact prolongé de selles dures. Alternance de diarrhée/constipation ou par émissions glaireuses associées à des selles dures

Etiologies	- Cause non identifiée et physiopathologie encore mal connue - Réaction inflammatoire induisant les lésions intestinales et extra intestinales par le biais de facteurs génétiques, environnementaux, liés au microbiote fécal, et des anomalies de la réponse immunitaire - Prédisposition génétique, notamment des polymorphismes du gène CARD 15-NOD 2 dans la maladie cœliaque (MC) - Tabagisme favorisant la MC et ses complications protégeant de la RCH. Arrêt du tabac, une priorité du traitement de la MC - Traitements médicaux actuels des MICI : immunosuppresseurs ciblant de façon plus ou moins spécifique les différentes voies de l'inflammation impliquées dans la physiopathologie		
Démarche clinique	**Confirmer la diarrhée chronique**	- Interrogatoire (éliminer diagnostics différentiels) - Examen périnéal nécessaire pour évaluer la statique pelvienne et éliminer une lésion anorectale ou un fécalome	
	Rechercher une cause	**Rechercher une cause évidente/fréquente** (une ou plusieurs) : - Prise d'un médicament connu pour son retentissement digestif, consommation de lait, hyperthyroïdie, voyage récent dans une zone d'endémie parasitaire, chirurgie digestive - Antécédents personnels et familiaux, examen clinique, complétés par certains examens biologiques de base ou orientés par les hypothèses diagnostiques	
	Sémiologie	**S'orienter selon la sémiologie** : - Diarrhées avec selles sanglantes ou glaireuses évoquant des diarrhées lésionnelles - Diarrhées avec selles grasses évoquant une malabsorption et les diarrhées hydriques/aqueuses (« sans sang, ni pus, ni glaires »)	
		Diarrhée sécrétoire	- Sécrétions digestives excédant les capacités d'absorption hydroélectrolytique de l'intestin grêle et/ou du colon - Selles très liquides avec volume très variable, parfois important. Risque de déshydratation et d'hypokaliémie
		Diarrhée motrice	- Secondaire à l'accélération du transit intestinal. Interrogatoire sur le volume et l'horaire des émissions++ - Selles fréquentes fractionnées le matin et postprandiales, souvent impérieuses pouvant contenir des résidus d'aliments ou des médicaments ingérés < 8 heures avant, rarement nocturnes - Ralentisseurs du transit souvent efficaces - Pas d'altération de l'état général, notamment d'amaigrissement
		Diarrhée osmotique	- Secondaire à la présence de molécules peu ou non absorbables dans la lumière intestinale et à fort pouvoir osmotique, responsables d'une séquestration hydrique luminale - Manifestations cliniques dépendant de l'agent osmotique en cause - Selles souvent liquides, mousseuses, accompagnées d'un météorisme abdominal et de flatulence en cas d'agent fermentescible (intolérance au lactose, ou fréquemment aux FODMAPs, cf. item 284) - Cède immédiatement à l'arrêt de l'ingestion de l'agent responsable (médicament ou aliment) - Pas de retentissement sur l'état général
		Malabsorption / stéatorrhée	- En partie par défaut d'absorption des graisses à l'origine d'une stéatorrhée - Maldigestion : origine bilio-pancréatique - Malabsorption vraie : pathologie du grêle - Emission de « bouses » grasses, collantes, souvent malodorantes - Fréquemment associée aux conséquences de la malabsorption tels que des signes de fermentation excessive, de dénutrition et de carences : . Amaigrissement . Œdèmes et anasarque (hypo albuminémie) . Cassure de la croissance staturo-pondérale chez l'enfant . Carence en vitamines liposolubles (syndrome hémorragique - vitamine K, ostéomalacie - vitamine D, trouble de la vision crépusculaire - vitamine A) . Syndrome anémique (fer, folates, B12), glossite (folates, vitamine B12), aménorrhée chez la femme ...

<table>
<tr><td rowspan="3">Démarche clinique</td><td>Sémiologie</td><td>Diarrhée lésionnelle</td><td colspan="3">- Secondaire à une altération de la muqueuse intestinale du grêle ou du côlon (inflammation, ulcérations, lymphangiectasies) à l'origine d'une exsudation plasmatique (certaines purement lymphatiques)
- Mécanisme sécrétoire souvent associée en cas de lésions muqueuses
- Malabsorption pouvant aggraver la fuite protidique
- En cas de lésions muqueuses (recto-sigmoïdiennes) : selles glairosanglantes
- Selon la cause : syndrome rectal ou syndrome dysentérique, douleurs abdominales, amaigrissement, fièvre</td></tr>
<tr><td>Enquête étiologique</td><td colspan="4">Interrogatoire essentiel (causes souvent trouvées à cette étape)</td></tr>
<tr><td>Diarrhée chronique médicamenteuse</td><td colspan="4">Diarrhée chronique médicamenteuse (nombreux médicaments, liste non exhaustive) :
- Antibiotiques (par diminution de la fermentation intra-colique des glucides) : diarrhées osmotique
- Un inhibiteur de la pompe à protons (lansoprazole), anti-inflammatoires non stéroïdien, inhibiteurs de la recapture de la sérotonine, veinotoniques : colites microscopiques
- Colchicine : diarrhée sécrétoire
- Metformine (augmentation de la synthèse hépatique des acides biliaires)
- Olmésartan et mycophénolate mofétil : entéropathie avec atrophie villositaire
- Immunothérapie (anti-CTLA-4, anti-PD1) : colite auto-immune avec exsudation digestive</td></tr>
<tr><td rowspan="10">Examens complémentaires</td><td>Examens biologiques</td><td colspan="4">Examens biologiques systématiques pour rechercher certaines causes fréquentes, évoquer certains mécanismes et éliminer certaines complications :
- Protéine C-réactive (syndrome inflammatoire)
- Evaluation du retentissement de la diarrhée : ionogramme sanguin, créatininémie avec calcémie, phosphorémie (troubles hydro-électrolytiques), NFS (recherche d'anémie carentielle), TP (carence en vitamine K), EPP (hypo-albuminémie par exsudation ou dénutrition), ferritinémie, vitamine B12 et folates sériques
- Glycémie (diabète,) TSH (hyperthyroïdie), examen parasitologique des selles (giardiose)
→ En cas de suspicion clinique d'une cause particulière, examens spécifiques d'emblée indiqués</td></tr>
<tr><td>Explorations morphologiques</td><td colspan="4">- Explorations morphologiques : exploration endoscopique digestive avec endoscopie œsogastroduodénale (EOGD) et iléo-coloscopie souvent indiquée en cas de diarrhée d'allure lésionnelle ou en l'absence de cause évidente
- Biopsies systématiques au niveau du duodénum (atrophie), de l'estomac (gastrite atrophique), du côlon (colite microscopique) et de l'iléon terminal</td></tr>
<tr><td rowspan="8">Autres examens</td><td colspan="4">Examens de seconde ligne parfois effectués pour préciser le mécanisme de la diarrhée ou confirmer un diagnostic</td></tr>
<tr><td>Exploration du mécanisme de la diarrhée</td><td colspan="3">Fécalogramme (ou coprologie fonctionnelle)
- <u>En pratique très rarement fait</u>, comprend au minimum les paramètres suivants : examen physique complet des selles et pesée, dosage des lipides totaux, dosage de l'azote fécal total, recherche de laxatifs et ionogramme fécal
- Réalisé sur des selles émises pendant 72 heures, si possible dans les conditions de vie normale, mais avec surcharge en graisses (50 g de beurre les 3j précédant et les 3 j du recueil)
- Diarrhée chronique confirmée par un poids moyen des selles par 24 heures > 300g
- Détail du fécalogramme explorant le mécanisme :
. Stéatorrhée : malabsorption
. Baisse de l'élastase fécale : insuffisance pancréatique exocrine
. Élévation de la clairance de l'α-1 antitrypsine : entéropathie exsudative
. Test au rouge carmin mesurant le temps séparant l'ingestion de rouge carmin (colorant rouge) et l'apparition de la première selle rouge : diarrhée motrice si test positif</td></tr>
<tr><td rowspan="6">Exploration de la cause de la diarrhée</td><td>Mécanisme</td><td>Origine</td><td>Examens possibles</td></tr>
<tr><td>Malabsorption</td><td>- Hépato-bilio-pancréatique
Gastro-duodéno-jéjunale</td><td>- Scanner abdominal
- EOGD avec biopsies (gastriques et duodénales)
- Test respiratoire au glucose Ac anti transglutaminase (IgA)</td></tr>
<tr><td>Diarrhée motrice</td><td>- Fonctionnelle
- Organique
. hyperthyroïdie
. neurologique</td><td>- Dosage TSH, Glycémie à jeun</td></tr>
<tr><td>Diarrhée sécrétoire</td><td>- Côlon Neuroendocrine</td><td>- Coloscopie</td></tr>
<tr><td>Diarrhée osmotique</td><td>- Intestin</td><td>- Test respiratoire au lactose ou test d'exclusion</td></tr>
<tr><td>Diarrhée lésionnelle</td><td>- Intestin</td><td>- EOGD, iléocoloscopie avec biopsies</td></tr>
</table>

Exploration	**Stratégie d'exploration d'une diarrhée chronique**	- Interrogatoire ++ : oriente vers le mécanisme et approche la cause de la diarrhée - Examens biologiques de première intention réalisés et ceux nécessaires à établir l'éventuelle cause suspectée - **Endoscopie œsogastroduodénale (EOGD) et iléo-coloscopie** rapidement faites notamment en cas de signes d'alarme (rectorragie, altération de l'état général, modification récente et inexpliquée du transit) ou d'un âge > 50 ans - En 2e intention : scanner abdomino-pelvien et en 3e intention : fécalogramme
Etiologies et caractéristiques	**Diarrhée motrice**	- Selles diurnes, matinales, fractionnées et post-prandiales, peu abondantes (< 500 g/j), bien tolérées (cause souvent fonctionnelle) avec parfois la présence d'aliments non digérés - Cède au jeûne et souvent sensible aux freinateurs du transit intestinal - Causes : colopathie fonctionnelle à prédominance de diarrhée ++, dysautonomie compliquant un diabète ancien, ingestion chronique d'alcool, hyperthyroïdie (classique mais moins fréquente)
	Diarrhée osmotique	- Selles liquides, souvent accompagnées de douleurs abdominales par météorisme avec borborygmes et flatulences - Causes : intolérance au lactose, intolérance aux FODMAPs, iatrogènes ou prise non avouée/connue (mannitol, sorbitol dans les bonbons et chewing-gum, laxatif osmotique, magnésium, antiacides) - Intolérance au lactose secondaire à un déficit en lactase et symptômes rythmés par la prise des produits lactés. Lactose agissant comme substance osmotique et fermenté par les bactéries coliques - Confirmation diagnostique en théorie par test respiratoire au lactose et en pratique par test diagnostic à l'arrêt du lait de vache à remplacer par du lait sans lactose ou d'autres sources de lactose que le lait contenant moins de lactose
	Malabsorption et maldigestion	Cause de malabsorption vraie : maladie cœliaque+++. Diarrhée marquée par la présence d'une stéatorrhée Cause de maldigestion : atteintes pancréatique, hépatique ou gastrique - Insuffisance pancréatique exocrine : pancréatite chronique calcifiante (principalement alcoolique), mucoviscidose, résections pancréatiques, cancer du pancréas - Diminution de la sécrétion des sels biliaires : cholestase, fistules biliaires avec drainage biliaire externe, traitement par chélateurs des sels biliaires (colestyramine) - Pullulation microbienne en cas de stase du liquide digestif dans l'intestin grêle (maldigestion secondaire à la déconjugaison des sels biliaires)

DIARRHÉE SÉCRÉTOIRE

- Selles souvent très aqueuses et abondantes avec risque de déshydratation, d'hypokaliémie et d'acidose métabolique
- Trou osmotique normal
- Diarrhée résistante au jeune
- Coloscopie indispensable

Causes principales	**Colites microscopiques**	- Maladie rare (fréquence proche de celle des MICI) et souvent liées à un médicament - Diarrhée aqueuse (début brutal dans 50% des cas) et aspect endoscopique normal de la muqueuse colique - Diagnostic sur biopsies coliques - Deux entités : la **colite collagène** avec augmentation de l'épaisseur de la bande collagène sous-épithéliale et la **colite lymphocytaire.** Arrêt du médicament en cas d'imputabilité suspectée (arrêt définitif et rapide de la diarrhée) - Formes primitives souvent observées dans un contexte auto-immun : . Dans ce cas, si symptômes modérés, traitements symptomatiques (ralentisseurs du transit type lopéramide, cholestyramine – résine chélatrice des acides biliaires) efficaces mais souvent insuffisants
	Malabsorption	- **Malabsorption primitive des acides biliaires** due à un défaut de réabsorption des acides biliaires par l'iléon terminal, fonctionnelle anatomique (ex. après résection iléo-colique droite) - Absence d'examen diagnostique disponible en France - Test thérapeutique par la cholestyramine avec soulagement très rapide
	Adénomes coliques	- **Adénomes villeux ou adénocarcinomes coliques** : hypersécrétion de mucus responsable d'une diarrhée
	Iatrogènes	- **Iatrogènes** (nombreux médicaments) : laxatifs irritants, colchicine…

MALADIE CŒLIAQUE

Cause la plus fréquente de malabsorption de l'adulte et de l'enfant
- Prévalence entre 1/100 et 1/300 des caucasiens. Prédominance féminine (x2) et populations caucasiennes
- Liée à une intolérance digestive à des fragments de protéines contenues dans le gluten des céréales (seigle, blé, orge), la gliadine
- Maladie auto-immune avec expression d'une molécule du système HLA de classe II de type DQ2 ou DQ8
- Condition génétique nécessaire mais insuffisante pour développer une maladie cœliaque (expression du HLA chez 20 à 30 % des sujets sains)
- 10 à 20% chez les apparentés au premier degré
- Deux pics diagnostiques : petite enfance (après introduction de gluten) et adultes jeunes (20-40 ans

Evocation	**Cas typiques**	- Cas typiques associant douleurs abdominales postprandiales et diarrhée par malabsorption - Gravité liée à la sévérité des carences associées - A évoquer chez l'enfant, devant une cassure de la courbe staturopondérale
Evocation	**Cas pauci symptomatiques**	- Nombreux cas pauci symptomatiques (diagnostiqués syndrome de l'intestin irritable), voire asymptomatiques - Circonstance diagnostique fréquente : anémie par carence martiale - Diagnostic lors d'une complication de la maladie intestinale ou extra-intestinale telle que la dermatite herpétiforme (la plus typique mais rare) - Autres maladies auto-immunes fréquemment associées : diabète de type 1, maladie de Biermer, thyroïdite auto-immune...
Evocation	**Diagnostic**	Association de critères anatomopathologiques et sérologiques : - Endoscopie digestive haute : aspect évocateur d'atrophie villositaire du duodénum (multiples biopsies) - 4 signes anatomopathologiques clés : augmentation des lymphocytes intra- épithéliaux, atrophie villositaire totale ou subtotale, hypertrophie des cryptes et infiltrat lymphoplasmocytaire du chorion - Anticorps de type IgA anti-transglutaminase (dosage pondéral des IgA concomitant en raison de la possibilité d'un déficit en IgA associé) presque toujours présents (très sensibles et très spécifiques) - En cas de déficit en IgA (3 à 5%) : Ac anti- transglutaminase de type IgA négatifs - Dosage des Ac anti-transglutaminase de type IgG en association avec les biopsies duodénales
TTT	**PEC**	- Régime sans gluten à vie, excluant totalement les aliments contenant du gluten (seigle, blé, orge) - Mesures d'accompagnement par diététicienne - Associations de patients - Non reconnue en ALD - Aide financière mensuelle pour achat de produits alimentaires sans gluten après déclaration à la sécurité sociale - Carences à rechercher et à corriger au diagnostic - Ostéoporose à rechercher par ostéodensitométrie et à traite
Evolution	**Complications**	- Complications (en dehors des carences) : sprue réfractaire de type 1 ou 2 (entité pré-lymphomateuse), lymphome du grêle et certains cancers épithéliaux (œsophage, pharynx, grêle)
Evolution	**Suivi**	- Répétition annuelle des anticorps anti-transglutaminase de type IgA (négativation en 1 an si respect du régime sans gluten). Biopsies duodénales de contrôle recommandées à 1-2 ans (disparition des anomalies histologiques) - En cas de récidive des symptômes malgré un régime sans gluten considéré bien mené, chercher : . Mauvaise observance du régime sans gluten (nouvelles biopsies duodénales, nouveau dosage des IgA anti-transglutaminase, interrogatoire par diététicienne) . Remise en cause du diagnostic de maladie cœliaque (diagnostic différentiel d'une atrophie villositaire) ou association à une autre maladie comme une colite microscopique (expliquant une diarrhée persistante ou récidivante) . Néoplasie du grêle (lymphome, adénocarcinome, sprue réfractaire)

ITEM 286 (ex-283) : DIARRHÉE AIGUË ET DÉSHYDRATATION

Diarrhée aiguë :
- Émission > 3 selles de consistance très molle à liquide par jour,d'apparition brutale et évoluant depuis < 14 jour

Syndrome dysentérique :
- Evacuations glairo-sanglantes et souvent syndrome rectal avec épreintes (douleurs coliques pelviennes soulagées par l'émission de selles), impériosité et parfois ténesme (douleur anale persistante après l'exonération)
- Témoin de lésions de la muqueuse colique ou iléo-colique (ulcères ou ulcérations), le plus souvent causées par un agent infectieux (germe entéro-invasif), ou plus rarement par un autre mécanisme inflammatoire, toxique ou ischémique

Prévalence :
- Fréquent : 5% des Français par an soit 3 millions de consultations (la plupart spontanément résolutives)
- Diarrhée aiguë du voyageur = *turista* : 50 à 200 millions d'individus par an

Diagnostic

Diagnostic positif

Symptôme commun à plusieurs mécanismes/causes à identifier
- 2 mécanismes principaux :
  . Invasion de la muqueuse par le germe pathogène (mécanisme entéro-invasif)
  . Entérotoxine qui stimule la sécrétion intestinale (diarrhée liquidienne)

Diarrhée brève :
- Souvent < 24 heures, fréquente
- Isolée,sans signes généraux ni déshydratation
- Spontanément résolutive
- Aucune exploration
- Contexte d'apparition caractéristique (stress, écart alimentaire)

Gastroentérites virales :
- Rotavirus, astrovirus, adénovirus...
- Contexte saisonnier et épidémique
- Souvent nausées et vomissements +/- fièvre ou d'éruptions cutanées

Diarrhée d'origine bactérienne :
- Germe entéro- invasif souvent responsable d'un syndrome dysentérique (*Salmonella*, *Shigella*, *Campylobacter*, *Yersinia*, *Escherichia coli* entéro-invasif)
- Germe toxinogène (*Escherichia coli* entérotoxinogène, *staphylocoque aureus, Clostrioides difficile = ex Clostridium difficile)*

Attention à une possible <u>toxi-infection alimentaire collective</u> (TIAC) :
- Interroger sur de possibles sujets aux symptômes similaires (minimum deux cas), de temporalité proche, dont on peut rapporterla cause à une même origine alimentaire
- Dans ce cas, déclaration à l'Agence Régionale de Santé obligatoire, afin de déclencher une enquête épidémiologique pour identifier les cas potentiels, et sanitaire (contrôles d'hygiène de l'établissement suspecté responsable)

Diarrhée d'origine parasitaire :
- En cas de séjour en zone d'endémie
- Amoebose (protozoaire *Entamoeba histolytica*)

Diarrhée du voyageur = turista :
- Survenant en général durant le séjour
- *Escherichia coli* entérotoxinogène ou plus rarement *Shigella dysenteriae*

Diarrhée médicamenteuse (> 700 médicaments) : introduction récente d'un traitement à chercher (antibiotiques ++, agents de chimiothérapie)

Diarrhée aiguë révélatrice de pathologie responsable de lésions de la muqueuse digestive : maladie inflammatoire chronique intestinale (MICI), atteinte post-radique, colite ou entérocolite ischémique

Diarrhée des antibiotiques : très fréquente (5-10%des prescriptions), plusieurs mécanismes

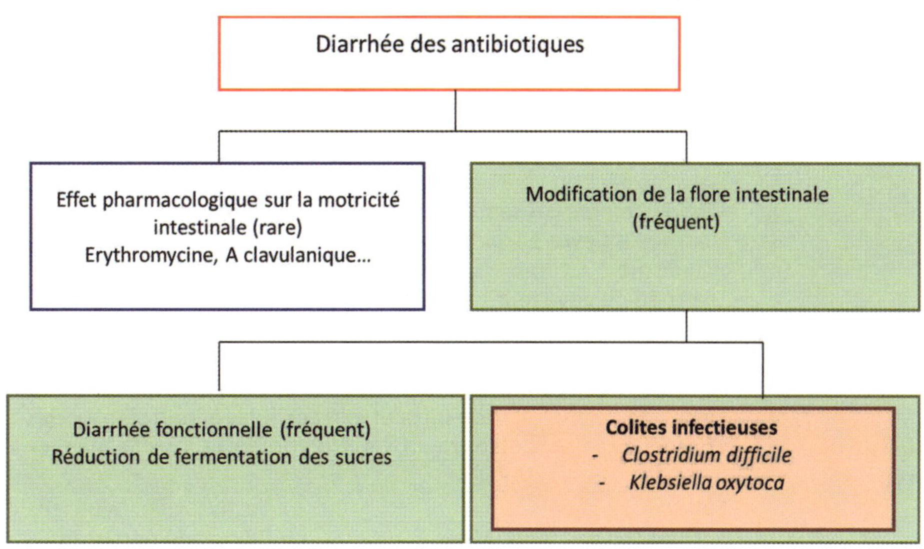

Diagnostic	**Diagnostic positif**	Effet pharmacologique sur la motricité digestive (acide clavulanique) : diarrhée bénigne, apparaît rapidement après introduction (4 à 6 jours), cède rapidement après l'arrêt. Modification de la composition du microbiote et descapacités de fermentation et de digestion Appauvrissement du microbiote et de son effet de barrière favorisant l'émergence de pathogènes, responsables de colites post-antibiotiques : - *Clostridioides difficile* (seules les bactéries toxinogènes sont pathogènes) : . Signes digestifs (diarrhée, douleurs abdominales, fièvre) entre 7 jours du début de l'antibiothérapie et 8 semaines après son arrêt . Recherche de *Clostridioides difficile dans les sell*es et destoxines libres en cas de positivité (par PCR ou ELISA) . Colite pseudomembraneuse (aspect typique de pseudomembranes en coloscopie), forme sévère d'infection digestive à *Clostridioides difficile* avec fièvre, diarrhée importante, hyperleucocytose pouvant se compliquer de sepsis et de perforation colique - *Klebsiella oxytoca* : . diarrhée hémorragique avec lésions ischémiques de la muqueuse colique, apparaissant quelques jours après la prise d'antibiotiques . Coproculture avecdemande orientée . Généralement spontanément résolutive rapidement à l'arrêt des antibiotiques **Infections nosocomiales** : - *Clostridioides difficile* : très contagieux, pouvant être responsable d'infections nosocomiales, principalement dans les établissements pour personnes âgées dépendantes - Possible surinfections à *Clostridioides difficile* sans exposition préalable aux antibiotiques chez les patients atteints de MICI (maladie de Crohn et rectocolite hémorragique) ou sous chimiothérapie (probablement enraison de la dysbiose-déséquilibre du microbiote)

Etiologies

Germe	Incubation	*Mécanisme/symptômes*	Aliments
Salmonella enteritidis, typhimurium *Salmonella typhi*	12-24 h 7-14 jours	*Entéro-invasif* Syndrome dysentérique,fièvre (sepsis)	Viande, volaille, œufs, fruits de mer, pâtisserie, crèmes, alimentspeu cuits
Campylobacterjejuni	2-3 jours	*Entéro-invasif* Diarrhée avec ou sans syndrome dysentérique,céphalées, myalgies, fièvre possible Fréquent en cas d'immunodépression, hypogammaglobulinémie	Laitages, pâtisserie, volaille
Staphylococcusaureus	2-4 h	*Toxine* Vomissements, douleurs abdominales, diarrhée sans fièvre	Laitages, plats préparés, réfrigération insuffisante, préparateur porteur du germe (panaris)
Clostridiumperfringens	8-24 h	*Toxine* Douleurs abdominales,diarrhée sans fièvre, vomissements (rares)	Plats préparés, cuisson ou réfrigération insuffisante
Bacillus cereus	1-10 h	*Toxine* Vomissements, douleurs abdominales, diarrhée sans fièvre	Plats préparés réchauffés, riz cuisiné++
Yersinia enterocolitica, pseudotuberculosis	7 jours	*Entéro-invasif* Diarrhée avec ou sans syndrome dysentérique,iléite, érythème noueux	Viande (porc), légumes crus

- Causes de TIAC fréquentes : les *Norovirus* (crustacés,coquillages), avec incubation de 24-48h, et tableau de vomissements, de douleurs abdominales, de diarrhée rarement fébrile
- Dans les pays en voie de développement : *Shigella* responsables de syndrome dysentérique et *Vibrio cholerae* causantune diarrhée sécrétoire aqueuse majeure de mécanisme toxinique
- Diarrhée + fièvre ± troubles neurologiques, au retour d'une région d'endémie : éliminer un paludisme
- Diarrhée du voyageur = turista : fréquemment liée à *Escherichia coli* (souches entéroinvasives ou entérotoxinogènes), *Salmonella*, Norovirus, amibes

Investigation

Signes de déshydratation

- Devant toute diarrhée aiguë, quelle qu'en soit la cause, il faut **systématiquement rechercher des signes de déshydratation +++** (sujets âgés dépendants à haut risque)
- Signes de déshydratation intra et extracellulaire, parfois associés
- Conséquences : troubles hydroélectrolytiques et insuffisance rénale aiguë

Intracellulaire	Extracellulaire
- Soif	- Tachycardie, hypotension, oligurie (signes de gravité)
- Sècheresse des muqueuses	- Pli cutané persistant
- Fièvre, troubles de conscience	- Cernes, yeux creusés

Examens complémentaires	**Choix d'exploration**	Pas d'exploration dans la grande majorité des épisodes de diarrhée aiguë (évolution spontanément favorable) Examens en cas de diarrhée aiguë avec ≥ 1 des signes : - Evolution > 3 jours - Fièvre > 38,5°C - Sang ou pus dans les selles (syndrome dysentérique) - Déshydratation - Terrain médical fragile (sujet âgé, valvulopathie, immunodépression…) - Contexte épidémique nosocomial, post-antibiotiques, suspicion deTIAC 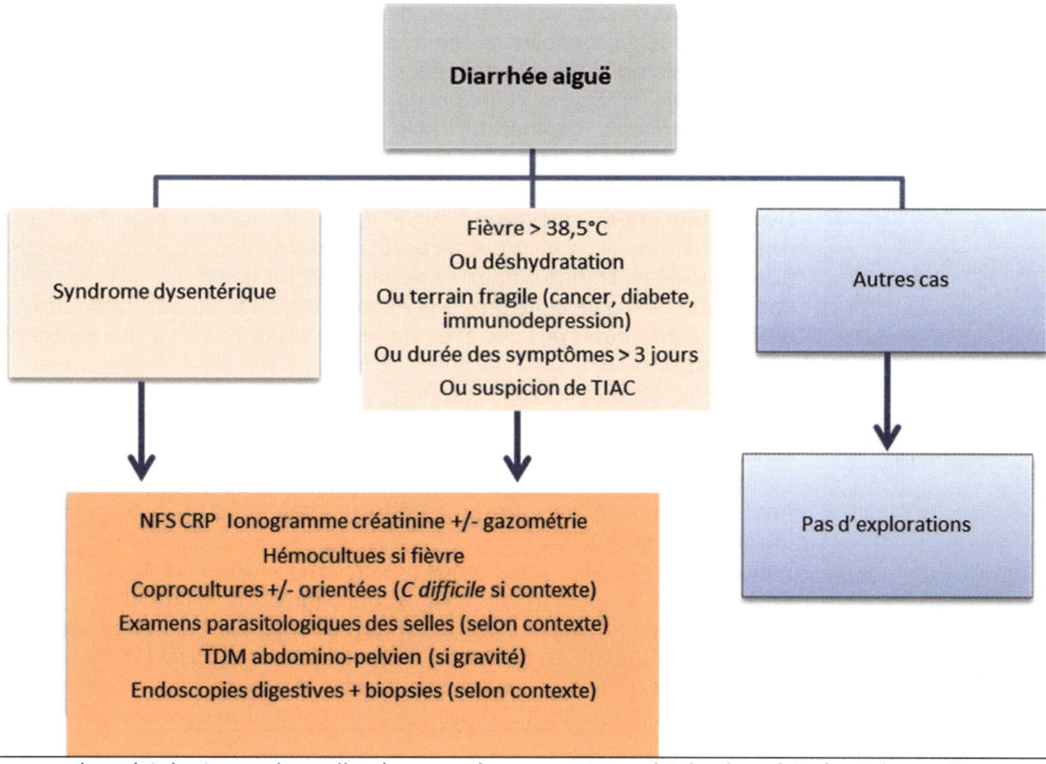
	Indications	- Examens bactériologiques des selles (coproculture ou PCR multiplex bactéries) *: Salmonella sp, Shigella sp, Yersinia sp* et *Campylobacter sp*. Suspicion d'un autre germe à préciser au microbiologiste (notamment Clostridioides difficile et ses toxines selon le contexte) - Hémocultures en cas de fièvre (en cas de typhoïde liée à Salmonella thyphi-, translocation digestive) - Recherche de virus entériques : non réalisée en routine, seulement faite dans des centres de références, pour certains patients immunodéprimés (greffés, etc.) - Examen parasitologique des selles : *Giardia intestinalis, Entamoeba histolytica*, helminthes . A réaliser 3 jours de suite (ou PCR multiplex parasites), uniquement en cas de séjour en zone endémique <1 mois du retour - Endoscopies digestives : rectosigmoïdoscopie ou iléo-coloscopie avec biopsies pour histologie et microbiologie : . A réaliser uniquement en fonction ducontexte (symptômes persistants, suspicion d'une origine inflammatoire, iléite suspectée ou vue en imagerie en coupe…) - En cas de rectite ou rectosigmoïdite, savoir évoquer une infection sexuellement transmissible à *Chlamydiae,* gonocoque, syphilis et/ou virale à herpès (HSV) - Parfois infections sexuellement transmissibles multiples avec plusieurs micro-organismes : . Recherche sur écouvillon rectal pour tests de détection antigénique (*Chlamydiae,* gonocoque*)* et/ou virologie (HSV) avec demande orientéeet sérologies (syphili*s)* . En cas de positivité, recherche de VIH et VHB - Evaluation du retentissement selon l'examen clinique : . <u>Si déshydratation</u> : ionogramme sanguin (dysnatrémie, hypokaliémie sivomissements ou diarrhée), créatininémie (insuffisance rénale aiguë), gazométrie (alcalose ou acidose métabolique) . <u>Si fièvre et défense abdominale</u> : scanner abdominopelvien injecté (selon fonction rénale) à la recherche d'une colite sévère compliquéede perforation ou de colectasie
TTT	**Déshydratation**	Dans tous les cas, traiter ou prévenir la déshydratation : - <u>Par voie orale</u>, le plus souvent. Privilégier les boissons sucrées et salées (solution OMS). Surveillance pondérale quotidienne - Par voie intraveineuse, en cas de vomissements, de perte de poids, de déshydratation sévère, de collapsus ou de troubles ioniques (hypokaliémie, dysnatrémie, insuffisance rénale aiguë). Type de solutés et volumessont adaptés aux pertes et au ionogramme sanguin Toujours surveiller cliniquement et biologiquement l'état d'hydratation des sujets àrisque

TTT	**Mesures hygiéno-diététiques**	- Lavage des mains, désinfection régulière des sanitaires pour prévenir la transmission (souvent orofécale) - Mesures d'isolement et d'hygiène adaptées au micro-organisme en cause en milieu hospitalier. - Attention au *Clostridioides* difficile, bactérie sporulée résistante au gel hydro-alcoolique nécessitant une friction première des mains au savon
	Traitements symptomatiques	- Régime sans résidus (si selles liquides). - Ralentisseurs du transit (lopéramide) contre-indiqués en cas de syndrome dysentérique et/ou de forte fièvre - Antisécrétoires (racécadotril ou acétorphan) possibles, mais d'efficacité limitée
	ATB	- Antibiothérapie pas systématique - Inutile en cas de diarrhée brève ou de gastroentérite présumée virale - Antibiothérapie probabiliste, débutée rapidement (<48 h du début) et après réalisation des examens microbiologiques des selles, indiquée en cas de mécanisme invasif (syndrome dysentérique, émissions glairosanglantes) avec dessignes de gravité : macrolide (azithromycine) ou céphalosporine de 3e génération si le patient requiert une hospitalisation
	Clostridioides difficile	**Infections ou colite à *Clostridioides difficile* sans signe de sévérité**, traitement à domicile : - Arrêt de l'antibiotique responsable si possible - Hydratation orale et mesures d'hygiène, contre-indiquer le lopéramide - Antibiothérapie par vancomycine orale pendant 10 jours. Alternativespossibles avec la fidaxomicine ou le métronidazole pendant 10 jours - Pas d'indication à un contrôle de la coproculture à la fin du traitement **Colite à *Clostridioides difficile* avec signes de sévérité et/ou terrain fragile**, traitement en hospitalisation : - Arrêt de l'antibiotique responsable si possible - Hydratation intraveineuse et correction des troubles hydro-électrolytiques - Isolement de contact et mesures d'hygiène - Contre-indiquer le lopéramide - Antibiothérapie par vancomycine orale pendant 10 jours (association avec dumétronidazole intraveineux possible) - Traitement chirurgical en urgence possible mais rare (colectomiesubtotale) en cas de colectasie, de mégacôlon toxique ou de perforationcolique (mortalité 50%) . Pas d'indication à un contrôle de la coproculture à la fin du traitement **Traitement des récidives de colites à *Clostridioides difficile* (10-20%) :** - Vancomycine orale ou fidaxomicine pendant 10 jours - A partir de la 2e récidive (3e épisode), transplantation demicrobiote fécal indiqué (> 85% de succès)

ITEM 287 (ex-284) : DIVERTICULOSE COLIQUE ET DIVERTICULITE AIGUË DU SIGMOÏDE

Diverticule colique : hernie acquise de la muqueuse et de la sous-muqueuse colique à travers une zone de faiblesse de la paroi musculeuse du côlon.
Diverticulose du côlon : état asymptomatique caractérisé par la présence de plusieurs diverticules coliques.
Maladie diverticulaire inclue :
- Diverticulite et ses complications :
  . Diverticulite colique = inflammation/infection d'un diverticule
  . Diverticulite compliquée *:* abcès, fistule (sigmoïdo-vésicale, sigmoïdo- vaginale…), péritonite (purulente ou stercorale), sténose pseudo-tumorale ou cicatricielle
- Hémorragie d'origine diverticulaire

Epidémiologie :
- Diverticulose et diverticulite : atteints autant les deux sexes
- Prévalence de la diverticulose estimée à 20-35 % dans la population générale. Très rare < 30 ans
- Augmente avec l'âge : 50 % à 50 ans ; 60 à 80 % > 85 ans
- Diverticules le plus souvent situés sur le sigmoïde (possibles sur tout le cadre colique à l'exception du rectum)

Physiopathologie :
- Pathogénie de la diverticulose mal connue
- Plus fréquente en Europe occidentale et en Amérique du Nord (probablement régime plus pauvre en fibres responsable de troubles moteurs intestinaux avec contractions excessives et fortes pressions liées au faible volume du bol fécal)
- Facteurs impliqués dans le développement de la diverticulose : tabac, obésité, tendance à la constipation, sédentarité
- Médicaments « diverticulo-toxiques » favorisant la survenue d'une diverticulite ou de ses complications : AINS, corticoïdes, immunodépresseurs…
- Augmentation du risque d'hémorragie diverticulaire : troubles de la coagulation innés ou acquis, notamment iatrogènes médicamenteux (AINS, antiagrégants plaquettaires et anticoagulants)

Diagnostic		**→ Nécessité d'une surveillance endoscopique gastrique en cas de facteur de risque !**
	Diagnostic positif	- **Diverticule et diverticulose** par définition asymptomatiques, de découverte fortuite (coloscopie, scanner) - **Diagnostic de diverticulite ou de diverticulite compliquée** évoqué cliniquement mais confirmé par scanner abdomino-pelvien . Signes cliniques habituels : douleurs de la fosse iliaque gauche, fièvre, et troubles du transit (constipation, parfois diarrhée). En cas d'abcès, défense et douleurs à la décompression. En cas de diverticulite compliquée de péritonite généralisée : contracture . Signes fonctionnels urinaires (pollakiurie, dysurie) fréquents du fait de la proximité de la vessie et du sigmoïde . En cas de fistule sigmoïdo-vésicale : brûlures mictionnelles, pneumaturie et parfois fécalurie, associés à un ECBU pluri-microbien et une leucocyturie significative (>10/mm3) . Bilan sanguin recommandé : hémogramme (hyperleucocytose), dosage de la CRP (élevée) - **Hémorragie d'origine diverticulaire** (1/3 des causes d'hémorragie digestive basse). Homme ou femme, > 60 ans : . Emission abondante de sang rouge avec caillots par l'anus (hématochézie ou anciennement « rectorragie »), voire plus rarement de méléna (diverticule hémorragique situé en amont de l'angle colique gauche), sans lien avec un effort d'exonération et avec un retentissement hémodynamique variable . Cède spontanément dans 80 % des cas, mais récidive dans > 15% des cas (cf. item Hémorragie digestive)
	Diagnostics différentiels	Toutes les causes de douleurs de la fosse iliaque gauche Les plus fréquentes et/ou les plus graves, de nombreux états inflammatoires : - Coliques : appendicite ectopique, cancer du côlon (abcédé), colite ischémique, MICI - Extra-coliques : salpingite, grossesse extra-utérine…
	Identifier une urgence	Signe essentiel de la péritonite diverticulaire : contracture abdominale **Péritonite en « 2 temps »** (le plus souvent) : - 1er temps : abcès (douleur et défense localisées, avec fièvre) - 2e temps : péritonite généralisée avec une contracture concernant tous les cadrans abdominaux et toucher rectal douloureux . Souvent association à un sepsis, parfois sévère, avec signes de choc . Péritonite stercorale (charge bactérienne élevée) et syndrome occlusif lié à un iléus réflexe. Pronostic vital rapidement engagé **Signes de gravité de l'hémorragie diverticulaire** : communs aux hémorragies digestives en général : - Tachycardie à pression artérielle conservée initialement - Puis signes de choc hémodynamique : hypotension, marbrures, lipothymie, oligurie, polypnée, sueurs, agitation, obnubilation puis coma

Diagnostic	**Etiologies**	- Certains médicaments dits « diverticulo-toxiques » favorisant les diverticulites et leurs complications : AINS, corticoïdes, immunodépresseurs. Attention, masque la symptomatologie clinique à la phase initiale de l'évolution. AINS non prescrits en cas de doute diagnostique de diverticulite - Certains médicaments favorisant l'hémorragie diverticulaire (indépendamment des poussées de diverticulite) : AINS, antiagrégants plaquettaires, anticoagulants
	Imagerie	**1) Place de l'imagerie dans le diagnostic de la diverticulite et de ses complications** : - Examen d'imagerie discuté à chaque episode - Scanner abdomino- pelvien avec injection (en l'absence de contre-indication à l'injection, allergie aux produits de contraste iodés, insuffisance rénale) : examen de reference - Opacification digestive basse lors du scanner non recommandée de façon systématique - Confirmer le diagnostic de diverticulite, rechercher des complications et si besoin établir un diagnostic différentiel - Autres examens d'imagerie non recommandés Attention, contre-indication à la ***coloscopie précoce*** (pendant la phase aiguë d'une diverticulite aiguë sigmoïdienne) **2) Place de l'imagerie dans le diagnostic et le traitement de l'hémorragie diverticulaire** : - Examen ano-périnéal (examen proctologique +) : ne pas méconnaitre une cause ano-périnéale évidente - En cas de retentissement hémodynamique, endoscopie œso-gastroduodénale : ne pas méconnaitre une hémorragie digestive haute d'expression basse - En l'absence de retentissement hémodynamique « sévère », coloscopie totale dans les 72h indiquée. Si hémorragie persistante, geste d'hémostase endoscopique Affirmer l'origine diverticulaire est d'abord l'élimination des autres causes d'hémorragie digestive par l'endoscopie digestive ! Indication rare de l'imagerie en coupe (scanner abdomino-pelvien avec injection de produit de contraste) **Sémiologie radiologique** : - Signes de diverticulite non compliquée au scanner : . Épaississement de la paroi du côlon . Infiltration de la graisse autour d'un ou de plusieurs diverticules - Signes de complications : . Abcès : une collection liquidienne ou aérique et liquidienne, dont la taille doit être précisée . Péritonite : l'existence de bulles de pneumopéritoine (air extra-colique) et/ou de liquide et/ou de selles dans la cavité péritonéale . Fistule sigmoïdo-vésicale : l'existence de gaz dans les voies urinaires
	Classification	**Classification de Hinchey** pour évaluer la gravité de la diverticulite compliquée (clinico-radiologique) : - Stade I : phlegmon ou abcès péricolique - Stade II : abcès pelvien, abdominal ou rétropéritonéal (péritonite localisée) - Stade III : péritonite généralisée purulente - Stade IV : péritonite fécale
TTT	**Diverticulite aiguë non compliquée**	Aucun traitement et, notamment, aucun régime indiqué pour une **diverticulose non compliquée**
	Diverticulite non compliquée, patient sans comorbidité	**Traitement symptomatique** en ambulatoire en l'absence de contexte social défavorable - Traitement symptomatique sans antibiotique des diverticulites non compliquées confirmées par scanner recommandé en l'absence : . De signes de gravité notamment PAS ≤ 100 mm Hg, fréquence respiratoire ≥ 22/min ou confusion . D'immunodépression (immunodépression congénitale ou acquise, traitement immunosuppresseur ou immunomodulateur, corticothérapie systémique, cancer évolutif, insuffisance rénale terminale) . De score ASA > 3 (affection invalidante mettant en danger la vie du patient, ou patient moribond)) . De grossesse - En cas de non-réponse au traitement, antibiothérapie PO recommandée < 7 jours : amoxicilline-acide clavulanique ou en cas d'allergie prouvée aux béta-lactamines, association fluoroquinolone (lévofloxacine ou ciprofloxacine) - métronidazole - En cas de signes de gravité, grossesse, score ASA > 3 ou immunodépression, antibiothérapie IV recommandée (identique à celle proposée dans la diverticulite compliquée) - Alimentation non-restrictive au cours du traitement de la diverticulite non perforée si tolérée
	Diverticulite aiguë compliquée	Traitement d'abord médical : - Hospitalisation - Antibiothérapie IV active sur les bactéries aérobies (bacilles Gram négatifs, entérocoques) et anaérobies du côlon pendant 7 à 15 jours selon terrain et évolution : . Amoxicilline-acide clavulanique + gentamicine . Ou céphalosporine de 3ème génération (céfotaxime, ceftriaxone) + métronidazole . Si allergie aux béta-lactamines : lévofloxacine + gentamicine + métronidazole - Drainage radiologique des abcès diverticulaires si techniquement faisable - Chirurgie en urgence en cas de péritonite ou en cas d'échec du traitement médical

TTT	**Hémorragie diverticulaire**	- Selon l'existence d'un retentissement hémodynamique et des ressources locales, imagerie et endoscopies digestives haute et basse dans l'approche diagnostique et thérapeutique en même temps que : . Soins de support (hospitalisation en unité adaptée - USI, remplissage, transfusion, drogues vasopressives ...) - Affirmer l'origine diverticulaire est d'abord l'élimination des autres causes d'hémorragie digestive . Examen ano-périnéal (examen proctologique +) : ne pas méconnaitre une cause ano-périnéale évidente . En cas de retentissement hémodynamique, endoscopie œso- gastroduodénale : ne pas méconnaitre une hémorragie digestive haute d'expression basse . En l'absence de retentissement hémodynamique « sévère » : coloscopie totale dans les 72h avec possible geste d'hémostase endoscopique indiquée
	Indication chirurgicales	**Indications chirurgicales dans la diverticulite compliquée, en urgence et au décours** - Traitement chirurgical en urgence en cas de péritonite diverticulaire ou de diverticulite compliquée évoluant défavorablement (échec traitement médical) - Intervention de Hartmann (colectomie gauche ou sigmoïdectomie avec colostomie d'amont terminale et suture du segment inférieur) mais uniquement en cas : . D'instabilité hémodynamique . De comorbidité sévère (insuffisance rénale terminale, patient avec un score ASA > 3, immunodépression congénitale ou acquise (traitements immunosuppresseurs...) En dehors de ces situations, résection sigmoïdienne élective avec anastomose colorectale protégée par une iléostomie à proposer - **Traitement chirurgical électif (« à froid »)** à discuter en cas de : . Symptômes persistants après une poussée ou de récidives fréquentes impactant la qualité de vie . Au décours d'une diverticulite aiguë compliquée, particulièrement en cas d'abcès . Fistule . Sténose symptomatique . Chez le patient immunodéprimé ou insuffisant rénal chronique, en intégrant les facteurs des risques opératoires suivants : âge > 75 ans et comorbidités (en particulier cardiopathie et BPCO) - Nombre de poussées et âge < 50 ans : pas une indication de chirurgie en soi - Si indication d'une sigmoïdectomie élective retenue, recommandé > 2 mois après la dernière poussée **Au décours du traitement médical de la diverticulite** - Explorations . Surveillance biologique systématique non recommandé en cas d'évolution clinique favorable d'une diverticulite aiguë . En l'absence de point d'appel, quel que soit le stade initial, scanner abdomino-pelvien de contrôle systématique au décours d'une diverticulite sigmoïdienne traitée non recommandé . Au décours d'une poussée de diverticulite aiguë non compliquée (en dehors des indications de dépistage ou de prévention par coloscopie du cancer colorectal), coloscopie systématique non recommandée . Au décours d'un épisode de diverticulite aiguë compliquée, coloscopie recommandée . Recommandations valides en cas de chirurgie à froid - Prévention des récidives de diverticulite . Aucun régime, probiotique ou traitement médical recommandé pour la prévention des récidives de diverticulite - **Indications chirurgicales dans l'hémorragie diverticulaire** : . Limitées aux rares situations de l'échec des traitements endoscopiques et radiologiques : colectomie segmentaire si site hémorragique identifié, subtotale sinon.

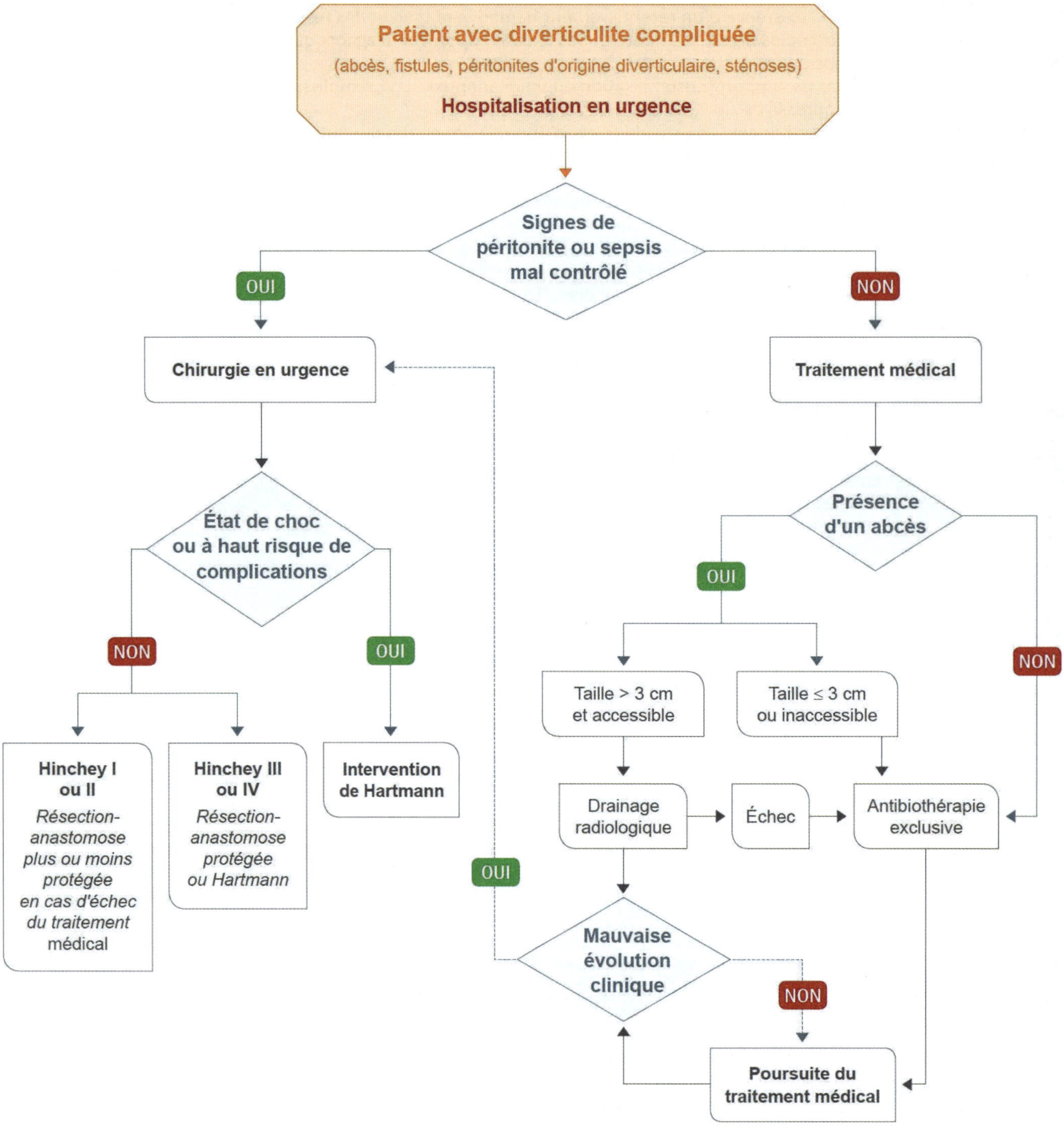
Patient avec diverticulite compliquée
(abcès, fistules, péritonites d'origine diverticulaire, sténoses)
Hospitalisation en urgence
Signes de péritonite ou sepsis mal contrôlé
OUI
NON
Chirurgie en urgence
Traitement médical
État de choc ou à haut risque de complications
NON
OUI
Hinchey I ou II
Résection-anastomose plus ou moins protégée en cas d'échec du traitement médical
Hinchey III ou IV
Résection-anastomose protégée ou Hartmann
Intervention de Hartmann
Présence d'un abcès
OUI
NON
Taille > 3 cm et accessible
Taille ≤ 3 cm ou inaccessible
Drainage radiologique
Échec
Antibiothérapie exclusive
OUI
Mauvaise évolution clinique
NON
Poursuite du traitement médical

ITEM 288 (ex-285) : PATHOLOGIE HÉMORROÏDAIRE

- Structures vasculaires anatomiques normales de l'anus,
- Composées de lacs veineux dilatés, de petites artérioles ou shunts artérioveineux, d'un tissu de soutien et d'un épithélium de revêtement = **système anastomotique porto-systémique**.
- 2 types : plexus hémorroïdaire internes (partie haute du canal anal) et plexus hémorroïdaire externe (péri anal).

Prévalence :
- **1/3** de la population française atteinte mais seulement **1/3** consultent

Physiopathologie et facteurs de risques :
- **Théorie mécanique** : fragilisation du tissu de soutien ou matériel d'ancrage des hémorroïdes internes. Facteurs de risque : temps passé à la selle, efforts de poussée (dyschésie), selles dures, accouchement.
- **Théorie vasculaire** : sorte d'insuffisance veineuse. (mais attention les hémorroïdes ne sont pas des veines car ne comportent pas de valvules conniventes et les saignements rouges de la crise hémorroïdaire ne sont pas veineux)

Diagnostic

 # Hémorroïdes internes et externes
- **Plexus interne** : visible lors d'un examen endocanalaire avec un anuscope ; revêtement épithélial de type intestinal
- **Plexus externe** : visible et palpable uniquement en cas de complication (thrombose) ; revêtement épithélial de type malpighien

Diagnostic positif des hémorroïdes externes
- **Thrombose hémorroïdaire externe** : tuméfaction bleutée, indurée et sensible associée à une réaction œdémateuse, souvent assez localisée
- N'impose pas d'anuscopie pour son diagnostic (douloureux à la phase aiguë).

Diagnostic positif des hémorroïdes internes
- **Crise hémorroïdaire** : sensation de cuisson, de tension ou de douleur vive de l'anus, saignements rouges (« épistaxis anal ») défécatoires , non mélangés aux matières et tuméfaction anale (ou perception de tension interne) sensible de survenue rapidement progressive et durant quelques jours, souvent accentués par la défécation.
- **Maladie hémorroïdaire chronique** : brûlures anales défécatoires et post défécatoires peu durables, procidence de l'anus et saignements, d'évolution périodique. (Attention : le prurit anal ne doit pas être considéré comme un symptôme hémorroïdaire notamment en cas de chronicité. Il ne faut pas proposer un traitement instrumental ou chirurgical des hémorroïdes en cas de prurit anal chronique !

Classification

Qualification du tissu hémorroïdaire en 4 grades
- **Grade I** : pas de procidence dans la lumière de l'anuscope (a)
- **Grade II** : procidence dans la lumière de l'anuscope mais pas à l'extérieur (b)
- **Grade III** : procidence à l'extérieur de l'anus en poussée mais réintégration spontanée en fin de poussée (c)
- **Grade IV** : procidence permanente d'emblée (d)

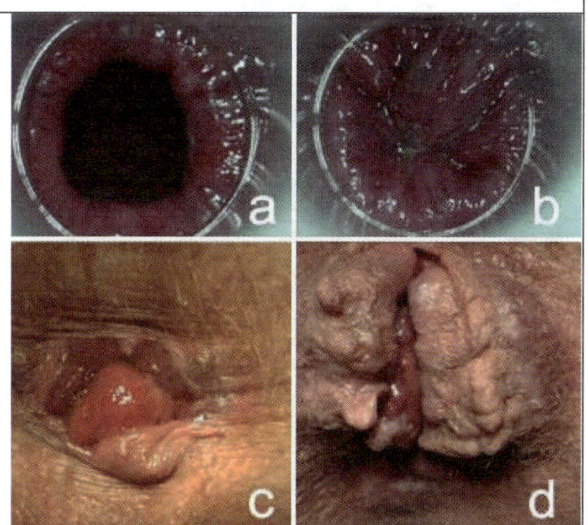

Bilan

Diagnostics différentiels

Quel type ?	Quel rythme ?	Quelle durée ?	Mais aussi...	Evocation
Cuisson	La selle	Un à deux jours	Œdème procidence et saignement	**Crise hémorroïdaire**
Douleur intense	Toucher/appui	Quelques heures à quelques jours	Tuméfaction anale douloureuse bien limitée	**Thrombose hémorroïdaire externe**
Brûlure	La selle et longtemps après (heures)	Périodes de plusieurs semaines	Saignement	**Fissure anale**
Tension	Toucher/appui	Quelques heures et continue, inflammatoire	Tuméfaction mal limitée douloureuse ; dysurie	**Abcès**
Épreintes	Avant la selle	Plusieurs jours	Suintements	**Fécalome/cancer**

Autres manifestations
- **Anémie ferriprive par saignement chronique** : très rare.
- Éliminer une autre cause.

Prise en charge		- Aucun risque de dégénérescence ou de complications engageant le pronostic vital - 4 règles : . Le traitement doit être réservé aux **formes symptomatiques** . Le traitement est, dans la majorité des cas, un **traitement de confort** . Les traitements médicamenteux sont habituellement réservés aux **symptômes aigus** . Les procédés instrumentaux et chirurgicaux constituent le **traitement de fond**
	Règles hygiéno-diététiques	- Élément majeur de la prise en charge thérapeutique de la maladie hémorroïdaire - Les régimes d'exclusion alimentaire n'ont pas d'efficacité - L'alimentation riche en fibres solubles (graines de lin, graines de Chia, Psyllium blond...) et la correction de la constipation permettent de diminuer le temps passé à la selle et la dyschésie. (résolution des symptômes à la phase aiguë, prévention des crises, traitement de la maladie hémorroïdaire chronique)
	Médicaments	**Traitement de la maladie hémorroïdaire** interne : - **Diosmine :** diminue l'intensité et la durée des symptômes de la crise hémorroïdaire. - **Topiques locaux** : produits à visée émolliente à application topique (crèmes, pommades et suppositoires) : diminuent la composante inflammatoire de la crise hémorroïdaire, jouent sur la composante œdémateuse, favorisent la cicatrisation, propriétés antalgiques par le biais d'anesthésiques locaux. **Traitement de la maladie hémorroïdaire externe = thrombose hémorroïdaire** externe : - **Traitement instrumental** en 1ère intention - **Anti- inflammatoires non stéroïdiens** : alternative au traitement instrumental - **Corticoïdes** en cure courte : alternative en cas de contre-indication aux AINS et au traitement chirurgical, notamment en cas de composante œdémateuse importante
	Traitements instrumentaux	- Ensemble des procédures qui sont réalisées pour contraindre la procidence anale hémorroïdaire, renforcer le tissu de soutien et constituer une escarre cicatricielle à leur sommet - Réalisées lors de la consultation externe, à travers un anuscope - Traitement de fond de la maladie hémorroïdaire chronique - Ne doivent pas être réalisées en période de poussée de la maladie - Ne représentent pas un traitement préventif de la thrombose hémorroïdaire externe . Escarre chimique (**sclérose**) . Escarre ischémique (**ligature élastique**) . Escarre thermique (**infrarouge**, **coagulation bipolaire**, **cryothérapie**) - Le traitement est appliqué en secteur, en muqueuse rectale (pas de sensibilité thermo algésique, pas besoin d'anesthésie) au-dessus (et non sur) du tissu hémorroïdaire interne - Ces méthodes n'enlèvent pas et ne sclérosent pas le tissu hémorroïdaire proprement dit - Bénéfice important plus de trois fois sur quatre - Efficacité diminue avec la durée du suivi - Complications rares (saignements sur chute d'escarre, infections) - Ligature élastique : meilleur compromis bénéfice/risque mais contre-indiquée chez les malades sous anticoagulants
	Traitement chirurgical	- Ensemble des procédures qui visent à traiter le tissu hémorroïdaire à l'occasion d'un acte sous anesthésie générale, péridurale ou locorégionale - Deux types de chirurgie hémorroïdaire : . celles qui résèquent le tissu hémorroïdaire : **hémorroïdectomie**, technique de référence et seule procédure possible en cas de maladie hémorroïdaire anatomiquement évoluée ou de thrombose externe récidivant . celles qui fixent ou retendent le tissu hémorroïdaire par un procédé mécanique (**pexie au fil** ou **par pince mécanique**) ou thermique (**radiofréquence**, **laser**) : plus simple, plus rapide et moins douloureux mais risque de récidive plus important - Le traitement de la thrombose hémorroïdaire externe ne constitue pas, à proprement parler, un traitement chirurgical, il s'agit **d'un geste d'incision ou d'excision** peut être facilement réalisé en consultation
	Suivit et pronostic de la thrombose hémorroïdaire externe	- Affection bénigne qui ne se complique pas avec résorption assez lente (plusieurs jours). . Marisque = cicatrice en relief. . Ulcération au sommet de la thrombose . Saignement chronique lié à la mobilisation partielle du caillot. . Complications suppuratives secondaires : exceptionnelles. . Récidives : possibles, y compris sur le même site

ITEM 301 (ex-298) - TUMEURS DU CÔLON ET DU RECTUM

Tumeurs du côlon et du rectum : développement en majorité **à partir de la muqueuse** : tumeurs bénignes le plus souvent de type « polype » (adénomes sessiles, pédiculés ou plans) dont certaines peuvent se transformer en tumeur maligne (adénocarcinome)

Les tumeurs les plus fréquentes sont bénignes

Types histologiques

Tumeur bénigne

On distingue les formes :
- **Qui peuvent se transformer en adénocarcinome** :
  . Les adénomes dont il existe 3 sous*types histologiques : adénome tubuleux (75%), tubulo-villeux (20%), adénome villeux (5%)
  . Les lésions festonnées (adénomes festonnés sessiles et plus rarement, adénomes festonnés pédiculés)
- **Qui ne se transforment** habituellement **pas** en adénocarcinome :
  . Polypes hyperplasiques (20 à 30 % à 50 ans qui ne comportent pas de dysplasie et n'évoluent pas vers l'adénocarcinome)
  . Polypes juvéniles
  . Pseudo-polypes inflammatoires (le plus souvent sur une muqueuse pathologique MICI)

Tumeur maligne

Adénocarcinome > 90% des cas, développé au dépend des glandes de Lieberkühn (dégénérescence d'un adénome)

Lésions à risque de donner un cancer colorectal :
- **Adénome** : principale lésion qui augmente le risque de cancer
  . Sporadique ou contexte de polypose (nombre de polypes en endoscopie > 100)
- Lésions festonnées :
  . Adénomes festonnés sessiles, surtout dans le côlon doit, à fort risque de dégénérescence
  . Adénomes festonnés pédiculés (plus rare) à risque de dégénérescence aussi
- Les maladies inflammatoires chroniques de l'intestin (MICI)

Compte rendu anapath : description macro et microscopique de la pièce :
- **Type anatomopathologique** : le plus souvent adénocarcinome lieberkühnien
- **Degré de différenciation** en bien différencié, moyennement et peu différencié (pronostic devient moins bon avec la perte de différenciation)
- **Infiltration du processus tumoral** dans la paroi est aussi pronostique : muqueuse : Tis, sous-muqueuse : T1, musculeuse : T2, sous séreuse ou séreuse sans la franchir : T3, franchissement de la séreuse : T4
- **Envahissement ganglionnaire (N 0/+)** du nombre de ganglions examinés au moins égal à 12 :

Facteur pronostique tout comme l'existence d'emboles tumoraux veineux et lymphatiques et d'engainements périnerveux

Classification TNM	
Stade I	T1-2, N0, M0 (petite tumeur sans envahissement ganglionnaire)
Stade II	T3-4, N0, M0 (grosse tumeur sans envahissement ganglionnaire)
Stade III	Tous T, N+, M0 (envahissement ganglionnaire)
Stade IV	Tous T, tous T, M+ (métastase à distance)

Définitions

Polype

- Forme descriptive macroscopique de lésion muqueuse
- Plusieurs histologies

Polypose

Polypose adénomateuse familiale (PAF) : transmission autosomique dominante, (mutation du gène APC), maladie rare (<1% des cas de cancer colorectal)
- Apparition d'innombrables adénomes (côlon + rectum) dès 10 ans avec un risque de cancer dès l'adolescence
- Risque cumulé > 70%
- Diagnostic souvent connu dans la famille
- Colectomie totale préventive dès la fin de l'adolescence. Surveillance par coloscopie annuelle dès l'âge de 10 ans

D'autres polyposes plus rares, certaines de transmission autosomique récessive

Pathologie

Adénome → Cancer

Adénome : lésion tumorale bénigne pouvant dégénérer
- Prévalence augmente avec l'âge (30 à 50 % après 50 ans)
- Une minorité (5 %) évolue et se transforme en adénocarcinome : séquence dysplasie de bas grade, puis de haut grade puis adénocarcinome
- Durée moyenne de la séquence : 10 ans

FDR dégénérescence en adénocarcinome :
- Taille de l'adénome : si adénome de >1 cm risque de 8 % à 10 ans et de 25 % à 20 ans. Si adénome < 1 cm, risque de trouver un foyer d'ADK est estimé à 0,3 %
- Nombre d'adénomes : risque significativement plus élevé si nombre supérieur ou égal à 3
- Type histologique: tubuleux < tubulo-villeux < villeux
- Forme avec un risque particulier pour les adénomes plans et/ou festonnés
- Rythme de surveillance par coloscopie après résection d'adénomes selon :
  . Le nombre d'adénomes réséqués, leur taille, leur nature (villeuse, festonné), la présence de dysplasie, qualité de la préparation du côlon au moment de l'examen (visibilité), clinique
- Varie de 3 mois à 5 ans
- Le plus fréquent : si coloscopie de bonne qualité, moins de 3 adénomes, taille inférieure < 1 cm et pas de dysplasie la surveillance tous les 5 ans

CANCER COLO-RECTAL

- 44000 nouveaux cas et 17000 décès par an
- Âge moyen au diagnostic 70 ans
- Sex-ratio de 1
- 3e cancer en France, cancer digestif le plus fréquent
- 2e cause de mortalité par cancer en France
- Dans plus de 85 % des cas, il est diagnostiqué après 50 ans
- Rectal dans 35 % des cas
- France : région à risque élevé de cancer colorectal. Incidence en légère diminution grâce au dépistage (réalisé par seulement30 % des sujets concernés). Une participation de 50 % permettrait une diminution de 20 % de la mortalité

Diagnostic	**Circonstances de découverte**	**1) Dépistage chez les sujets asymptomatiques** : - Dépistage de masse pour les sujets sans facteur de risque (= risque moyen) : test immunologique de recherche de sang dans les selles - Coloscopie chez sujets à risque (antécédent personnel ou familial de cancer colorectal ou d'adénome, MICI ancienne, prédisposition héréditaires Lynch ou polypose familiale, acromégalie) **2) Exploration de symptômes** : - **Modification du transit d'apparition récente** (quelques mois) - **Côlon** : peu symptomatique pendant plusieurs mois . En urgence : occlusion colique le plus souvent sur le colon gauche, plus rarement perforation, péritonite, fistule . Douleur abdominale (siège : cadre colique) : apparition récente progressive (plusieurs semaines) . Hémorragie le plus souvent de faible abondance, récurrente, rectorragies (gauche), méléna (colon droit) ou révélée par une anémie ferriprive +++ . Rarement : masse abdominale, hépatomégalie (métastases), ascite, ganglion de Troisier, AEGl, infection à porte d'entrée digestive (endocardite, sigmoïdite) - **Rectum** : cf. ci-dessus + : . Syndrome rectal (faux besoins, contractions abdominales douloureuses = épreintes, sensation de tension dans le rectum = ténesme) . Rectorragies (très souvent attribuées à tort à des hémorroïdes) +++ . Fausse diarrhée de constipation sur obstacle tumoral **3) Fortuite sur une imagerie demandée pour une autre indication**
	FDR	- **Exogènes** : . Sédentarité, surpoids, alimentation riche en viande rouge et pauvre en fibres . Tabac, alcool (rôle modeste) - **Endogènes** : . Âge > 50 ans . Antécédent personnel d'adénome ou d'adénocarcinome colorectal +++ . Antécédents familiaux au premier degré de cancer colorectal ou d'adénome de plus de 1 cm ou multiples au 2e/3e degré . MICI avec atteinte colique depuis > 20 ans, Prédisposition héréditaire (PAF, Lynch)
	Examen clinique	- Recherche d'un épanchement abdominal (matité des flancs), d'une masse palpable colique, d'une hépatomégalie dure nodulaire (métastases) - Toucher rectal pour les tumeurs du rectum, palpation des aires ganglionnaires (sus-claviculaires, inguinales en cas de tumeur du très bas rectum) - Evaluation de l'état nutritionnel (poids, taille, perte de poids des 6 derniers mois)
	Examens complémentaires	- Sauf urgence ou grande fragilité, **coloscopie sous AG** : diagnostic de certitude avec anapath (biopsies) et recherche de lésions synchrones (adénomes ou 2e cancer) - **Biologie** nécessaire avant une AG (NFS, plaquettes, TP, TCA, créatininémie) et pour l'évaluation de l'état général (albuminémie) - Le marqueur Antigène Carcino Embryonnaire (ACE) : pas un examen diagnostique - Pour les cancers du côlon (charnière recto-sigmoïdienne jusqu'au caecum) : - **Scanner thoraco-abdomino-pelvien avec injection** - Pour les cancers du rectum (accessible au TR) : IRM pelvienne en plus . Echo-endoscopie en cas de lésion de petite taille (mobile sur le doigt) si CI à l'IRM - IRM hépatique si doute sur des métastases, le reste selon orientation clinique (os, cerveau)
Tests génétiques	**Test de génétique constitutionnelle**	**Indication si perte d'expression d'une des 4 protéines du système MMR** (*MismatchRepair*) **ou statut MSI** (*MicroSatellite Instability*) dans la tumeur → suspicion de syndrome de Lynch En l'absence de statut MSI : - Si polypose (en endoscopie ou sur la pièce opératoire) - En l'absence de polypose en fonction de l'âge et des antécédents : . Systématique si CCR avant 40 ans . Après 40 ans, selon les critères d'Amsterdam II : - Au moins 3 sujets atteints de cancers du spectre du syndrome de Lynch (côlon, rectum, endomètre, ovaire, grêle, uretère ou cavités excrétrices rénales, estomac, pancréas, voies biliaires, glioblastome) dont 1 sujet uni aux 2 autres au 1er degré - Au moins 2 générations successives concernées - Au moins 1 cancer diagnostiqué avant 50 ans

	Test génétique somatique	- Indication d'un test génétique somatique (modification uniquement du tissu tumoral) : systématique sur le prélèvement tumoral en situation métastatique → influence les thérapeutiques (MSI, RAS et BRaf)
TTT	**Traitement du CCR localisé**	- Principes : ablation d'une maladie localisée dont la décision doit être validée en (RCP) - Première intention : chirurgie de résection - Résection endoscopique parfois possible pour lésions très superficielles (Tis, T1sm1) - Cancer du rectum sous péritonéal : traitement préopératoire (chimiothérapie, radio-chimiothérapie) souvent nécessaire : diminue le risque de récidive locale. Cette radio-chimiothérapie est décidée sur les données de l'IRM - Résection chirurgicale : exérèse de la tumeur primitive avec des marges d'au moins 5 cm, + exérèse des vaisseaux et du méso colon contenant le réseau lymphatique avec ses ganglions - Pour les cancers du côlon et du rectum : chimiothérapie post opératoire recommandée si envahissement ganglionnaire sur la pièce opératoire

ITEM 303 (ex-300) : TUMEURS DE L'ESTOMAC

Différents types de tumeur de l'estomac :
- **Tumeurs bénignes de l'estomac** (majoritaires +++) :
  . Polypes glandulo-kystiques
  . Polypes adénomateux
  . Polypes hyperplasiques
  . Gastrite à gros plis de Ménétrier (exceptionnelle)
- **Tumeurs malignes de l'estomac** :
  . Adénocarcinomes
  . Tumeurs endocrines
  . Lymphomes du MALT (*Mucosa-Associated Lymphoid Tissue*)
  . Tumeurs stromales (GIST : *Gastro-Intestinal Stromal Tumor*)

Incidence :
- Incidence en diminution régulière en France : **6500** nouveaux cas par an
- Âge moyen de survenue : **70** ans

FdR		**→ Nécessité d'une surveillance endoscopique gastrique en cas de facteur de risque !**
	Facteurs de risques externes	- ***Helicobacter pylori*** (HP) : infection chronique induisant une gastrite chronique atrophique, une métaplasie puis une dysplasie, responsable de **65 à 80 %** des adénocarcinomes de l'estomac, moins impliqué dans la localisation proximal (cardia), évolution vers la dégénérescence rare (moins de 1 % des patients contaminés . Contamination souvent intra familiale - **Tabac** (RR : 1,6 chez l'homme et 1,2 chez la femme) - Sel, alimentation faible en antioxydants - Infection virale en particulier **EBV** (Epstein Barr Virus)
	Facteurs de risques internes	- **Antécédent de gastrectomie partielle** (reflux de liquide digestif dans le moignon gastrique, risque augmentant avec le temps) - Ulcère gastrique - Gastrite atrophique auto-immune ou maladie de Biermer - **Prédispositions génétiques**, cancer chez le sujet jeune (<40 ans) : . **Syndrome de Lynch** (gènes du système MMR) . Polypose adénomateuse familiale (gène APC) . Cancer gastrique diffus héréditaire (gène CDH1)
Types de tumeurs	**Classification de Lauren**	- Adénocarcinome de type intestinal glandulaire - Adénocarcinome de type diffus à cellules indépendantes en « bague à chaton »
	Carcinogénèse	- Processus multifactoriel et multi-étape : . Anomalies anatomopathologiques (gastrite chronique atrophique, métaplasie intestinale et dysplasie) . Anomalies fonctionnelles (hypochlorhydrie à l'origine d'une pullulation bactérienne et de la production de nitrosamines) - Adénocarcinomes de l'estomac de type intestinal : gastrite chronique atrophique liée à ***Helicobacter pylori*** . Il est recommandé de rechercher et d'éradiquer une infection à HP chez tous les apparentés au 1er degré d'un patient atteint d'un adénocarcinome ou d'un lymphome de l'estomac - Adénocarcinome de type diffus à cellules indépendantes : moins bien connus, formes génétiques familiales de cancer gastrique (**gène CDH1**)
Pronostic	**Adéno-carcinome**	- Survie à 5 ans chez le patient opéré : **40%** - Survie médiane en cas métastase : **12 à 16 mois**
	Tumeurs endocrines	- Généralement bien différenciées et peu agressives - Évolution lente, faiblement métastatique
	Lymphome	- Forme peu agressive : TTT par simple éradication d'HP, bon pronostic - Forme agressive : TTT par poly-chimiothérapie, pronostic plus sombre
	Tumeurs stromales (GIST)	- Pronostic en fonction de leur taille au diagnostic (bon pronostic si < **2 cm**)
Diagnostic	**Circonstance de découverte**	- **Symptômes en fonction du siège** : . Cardia : dysphagie, régurgitations . Corps : douleur épigastrique mais le plus souvent peu symptomatique . Antre-pylore : syndrome occlusif haut . Quel que soit le siège : hémorragie digestive - **Symptômes généraux d'un processus tumoral évolué** : . Anorexie, asthénie, Perte de poids . Thrombose veineuse profonde . Adénopathie sus-claviculaire gauche (ganglion de Troisier), ascite néoplasique, hépatomégalie tumorale métastatique... - **Bilan d'anémie ferriprive** (situation fréquente) - **Dépistage de sujets à risque par endoscopie**

Diagnostic	**Examen clinique**	- Examen de l'abdomen : . Épanchement abdominal (matité des flancs) . Masse palpable épigastrique . Hépatomégalie dure nodulaire (métastases) - Palpation des aires ganglionnaires (sus-claviculaires +++) - Évaluation de l'état nutritionnel (poids, taille, perte de poids) - Examen physique souvent normal en cas de forme localisée
	Biologie	- **Aucun examen biologique utile** au diagnostic positif ! - Bilan pour évaluer le retentissement de la maladie : . **NFS** (anémie) . **Albuminémie** (état nutritionnel nutrition)
	Examens complémentaires	- **Endoscopie œso-gastro-duodénale** (FOGD) avec biopsie : diagnostic - **Scanner** TAP avec injection : extension - Autres examens non systématiques, en cas de signe d'appel : Cœlioscopie (carcinose péritonéale), TDM cérébral, Scintigraphie osseuse (métastases)...
	Diagnostics différentiels	- **Ulcère gastrique** : Nécessite un recontrôle après cicatrisation - **Linite gastrique** : . Cellules indépendantes « en bague à chaton » . Envahissant les différentes couches de la paroi gastrique . Respectant la muqueuse . Difficile à diagnostiquer (biopsies superficielles négatives) - **Tumeur neuroendocrine** - **Tumeur stromales gastriques (GIST)** (musculeuse) - **Lymphome gastrique primitif** - **Métastases gastriques** (cancer du rein, cancer du poumon...) - **Polype glandulo-kystiques** (fundus, associé à la prise d'IPP chronique) - **Polype adénomateux** (rare, lésion pré-cancéreuse) - **Polype hyperplasique** - **Gastrite à gros plis de Ménétrier** (exceptionnelle)

ITEM-R2C 304 (ex-301) - TUMEURS DU FOIE

Les lésions hépatiques purement kystiques ne sont pas traitées par le CU-HGE.
Il s'agit par ordre de fréquence :
- Kyste biliaire simple, parfois multiple (très fréquent)
- Abcès du foie à germe pyogène ou amibien (infectieux)
- Kyste hydatique (infectieux)
- Echinococcose alvéolaire (infectieux)

Il faut différencier :
- Nodules de contenu purement liquidien : toujours bénins
- Nodules solides ou mixtes : bénins ou malins

Tumeurs hépatiques : **nodules tissulaires** de nature différente de celle du parenchyme hépatique adjacent :
- Malignes ou bénignes
- Plusieurs types de lésion peuvent coexister

La biopsie est désormais rarement nécessaire pour distinguer les lésions bénignes des lésions malignes.
Par contre, pour définir le traitement et le pronostic d'une tumeur hépatique le recours à la biopsie de la tumeur est parfois nécessaire
Prévalence : 5 % dans la population générale française
Par ordre de fréquence décroissante :
- Hémangiome bénin (bénin)
- Métastase hépatique (malin)
- Carcinome hépatocellulaire (CHC)
- Hyperplasie nodulaire focale (bénin)
- Adénome hépatocellulaire
- Cholangiocarcinome (malin, le 2e type de cancer primitif du foie)

Diagnostic		Rôle clé de l'imagerie ± biopsie hépatique Importance du contexte de découverte et des antécédents - Chercher des arguments pour une hépatopathie sous-jacente (interrogatoire, examen clinique, biologie, radiologie, élastométrie) une hépatopathie chronique (cirrhose) - Si suspicion de maladie chronique du foie → adresser en milieu spécialisé pour écarter ou confirmer le diagnostic de CHC et prendre en charge l'hépatopathie
	Démarche diagnostique	**Tumeur hépatique découverte chez un patient cirrhotique / maladie chronique du foie** : - 1er diagnostic à évoquer : **cancer primitif du foie** (CHC ou, plus rarement, cholangiocarcinome). Imagerie injectée ++
		Tumeur hépatique découverte chez un patient suivi pour un cancer : suspecter métastase hépatique : - Si délai long entre l'ATCD de cancer et la date de découverte du ou des nodules hépatiques (généralement supérieur à 2-3 ans), preuve anatomopathologique intéressante - En cas de cirrhose associée, il faudra toujours évoquer la possibilité d'un cancer primitif du foie
		Tumeur hépatique de découverte fortuite en imagerie : - La conduite à tenir va dépendre de l'aspect de la lésion à l'imagerie et des données de l'interrogatoire et de l'examen clinique. Ou diagnostique à l'imagerie, ou PBH si besoin

TUMEURS BÉNIGNES HÉPATIQUES

Généralement pas de maladie hépatique chronique associée

Hémangiome bénin	- Tumeur bénigne **fréquente** (3 à 5 % de la population) : prolifération de vaisseaux capillaires anormaux dilatés, sorte de malformation vasculaire - Ne dégénère jamais, se complique exceptionnellement - Diagnostic échographique : lésion hyperéchogène avec renforcement postérieur - **Pas de traitement et de surveillance**
Hyperplasie nodulaire focale	- Tumeur bénigne **rare** - Prévalence < 0,1 % - Prédomine chez la femme jeune, souvent de découverte fortuite - Amas d'hépatocytes organisés en nodule limité par des septa fibreux d'aspect stellaire (ou de cicatrice centrale) au centre de la lésion donnant un aspect caractéristique à la lésion - En imagerie : **cicatrice centrale**, prise de contraste rapide lors de la phase artérielle - Le scanner et/ou l'IRM hépatique injecté permet de caractériser la lésion dans plus de 80 % des cas - Ne se complique jamais - **Pas de traitement et de surveillance**
Adénome hépatocellulaire	- Prévalence < 0,01 % - Tumeur unique ou multiple - Adénomatose hépatique si > 10 nodules - Prolifération bénigne d'hépatocytes monoclonaux, essentiellement observée chez la femme (3/4 des cas) - Favorisée par la prise prolongée de contraceptifs oraux - Risque de transformation maligne augmenté chez l'homme - PBH : confirme le diagnostic et évalue le risque de transformation - Prise en charge : interruption de la contraception orale - Exérèse à discuter en milieu spécialisé, pas toujours nécessaire

<table>
<tr><th colspan="2">TUMEURS MALIGNE HÉPATIQUES</th></tr>
<tr><td>Métastases hépatiques</td><td>- Synchrones ou métachrones, uniques ou multiples
- Arguments : caractère multiple, antécédent de cancer, lésions extrahépatiques, suspectes de métastases
- Les cancers primitifs par ordre de fréquence : les cancers digestifs, cancer du poumon, du sein…
- Révélatrices du primitif ou synchrones dans 25% des cas
- Absence de primitif retrouvé dans 10% des cas
- Prise en charge à adapter au primitif :
. Si digestif, souvent palliative, parfois peut se discuter une chirurgie
. Importance de la RCP</td></tr>
<tr><td>Carcinome hépatocellulaire</td><td>Tumeur maligne primitive hépatique la plus fréquente
En France 8000 nouveaux cas/an. Incidence en augmentation (vieillissement de la population)
Mode de découverte :
- Complication de la cirrhose (décompensation œdémato-ascitique, hémorragie digestive par rupture de varices œsophagiennes…), syndrome tumoral clinique (hépatomégalie tumorale, douleur de hypochondre droit, pesanteur épigastrique, ictère, altération de l'état général, hémopéritoine…), examen radiologique (échographie hépatique le plus souvent, scanner/IRM abdominale chez les patients obèses…)
- Dépistage chez un patient atteint d'un pathologie chronique du foie (stade de cirrhose ou de fibrose moins avancée)
. Si cirrhose, incidence annuelle du CHC d'environ 2 à 5 %
. Si contrôle de la cause d'hépatopathie chronique, le risque diminue mais persiste → poursuite du dépistage
L'aspect radiologique d'un CHC de plus de 1 cm de diamètre est caractéristique en TDM et en IRM avec injection de produit de contraste (PC) : rehaussement du PC au temps artériel et un wash-out au temps portal
- Le diagnostic de CHC peut être porté sans examen invasif si toutes les conditions suivantes sont réunies :
. Patient atteint de cirrhose ou de fibrose avancée prouvée histologiquement
. Nodule de plus de 1 cm de diamètre d'aspect typique d'une CHC en TDM ou en IRM multiphasique (rehaussement artériel net et « wash-out » au temps portal ou veineux)
- Si lésion < 1 cm, refaire TDM ou une IRM à 3-6 mois
Traitement : dépend de l'extension du cancer (locale et à distance) de la fonction hépatique :
- Curatifs :
. Ablation percutanée de la tumeur par radiofréquence, résection chirurgical, transplantation hépatique
- Palliatifs : chimio-embolisation artérielle hépatique, thérapies anticancéreuses ciblées (anti-angiogéniques), immunothérapie, soins de confort
Médianes de survie quelques mois à plusieurs années si traitements palliatifs</td></tr>
<tr><td>Cholangiocarcinome</td><td>- Développé à partir des voies biliaires
- 1500 à 2000 cas/an
- Incidence en augmentation. La majorité surviennent de novo
- Risque augmenté si d'hépatopathie chronique ou de maladies des voies biliaires associées à une inflammation biliaire chronique (cholangite sclérosante, lithiase intra-hépatique et parasitoses biliaires)
La majorité des tumeurs biliaires sont malignes, cholangiocarcinome ++
Diagnostic souvent tardif (maladie peu de symptomatique)
Mode de découverte :
- Fortuit : souvent asymptomatique au stade précoce
- Examen radiologique de dépistage dans le cadre de la surveillance d'une maladie chronique du foie
- Perte de poids, AEG, douleurs abdominales, ictère (si compression des grosses VB ou envahissement hépatique important), hépatomégalie tumorale, une fièvre (non infectieuse) avec sueurs nocturnes
En majorité, tumeur des voies biliaires extrahépatique révélée par une cholestase ictérique ou non, peut aussi toucher les VBIH
Cholangite sclérosante primitive : pathologie inflammatoire chronique des voies biliaires, facteur de risque important du cholangiocarcinome, en particulier, périhilaire
En l'absence de contre-indication et en fonction du projet thérapeutique, une biopsie hépatique de la lésion permettra le diagnostic
Chirurgie : seul traitement curatif possible
En France : développement des cancers primitifs du foie sur une maladie chronique du foie dans la majorité des cas (cirrhose ou de fibrose avancée)
Les causes les plus fréquentes : VHB, VHC, alcool, syndrome métabolique</td></tr>
</table>

CARACTÉRISTIQUES ANATOMO-RADIOLOGIQUES DES PRINCIPALES TUMEURS HÉPATIQUES			
Lésion	**Caractéristiques anatomiques**	**Imagerie diagnostique (la ou les plus performantes)**	**Sémiologie radiologique**
Hémangiome	- Prolifération de vaisseaux capillaires anormaux dilatés avec une vascularisation artérielle	- Echo hépatique - Si doute, IRM hépatique - Injecté multiphasique	- Hypo-intense en T1 et hyper-intense en T2, prise de contraste nodulaire périphérique et centripète
CHC	- Vascularisation principalement par le réseau artériel hépatique (contrairement au foie normal, qui est surtout vascularisé par le réseau veineux porte)	- Scanner ou IRM hépatique sans et avec injection de produit de - contraste et multiphasique	- Prise du contraste en phase artérielle, élimination du contraste en phase veineuse, rehaussement périphérique
Cholangio- carcinome	- Vascularisation par le réseau artériel hépatique et par le réseau de la veine porte associée à une importante fibrose	- Scanner ou IRM hépatique sans et avec injection de produit de - Contraste et multiphasique	- Prise progressive du contraste pendant les phases artérielle et veineuse (précoce et tardive)
Hyperplasie nodulaire focale	- Cicatrice centrale (contrairement à l'adénome) comprenant des tissus adipeux et fibreux	- IRM hépatique - sans et avec injection de produit de contraste et multiphasique	- Prise de contraste diffuse en phase artérielle, signal iso-intense en phase T1, cicatrice centrale visible en phase T2 avec rehaussement en phase tardive
Adénome	- Vascularisation principalement par le réseau artériel hépatique, disparition des voies biliaires au sein de la lésion	- IRM hépatique - sans et avec injection de produit de contraste et multiphasique	- Prise de contraste artérielle précoce, phase veineuse porte isodense
Métastase	- Vascularisation le plus souvent par le réseau veineux portal hépatique ; parfois préférentiellement par le réseau artériel notamment en cas de métastases de tumeurs neuroendocrines bien différenciées.	- Scanner ou IRM hépatique sans et avec injection de produit de contraste et multiphasique	- Souvent iso-intense (hypo-intense) spontanément : - Le plus souvent hypo- dense au temps portal (parfois hyperdenses au temps artériel = métastases hyper vasculaires) - Souvent hypo- intense en T1 et hyper-intense en T2

ITEM 305 (ex-302) : TUMEURS DE L'ŒSOPHAGE

- Tumeurs de l'œsophage : presque toujours **malignes**
- **Carcinome épidermoïde** (dégénérescence de la muqueuse malpighienne) et **adénocarcinome** (dégénérescence d'une muqueuse glandulaire métaplasique de la partie inférieure de l'œsophage) principalement
- Symptôme principal : **dysphagie**

FdR et épidémiologie	**Carcinome épidermoïde**	- **Tabac et l'alcool** : les deux principaux FDR - L'œsophagite caustique ou post radique (Radiothérapie médiastinale), mêmes plusieurs années plus tard. - L'achalasie
	Adénocarcinome	- **Reflux Gastro œsophagien** (RGO) chronique : FDR quand il se complique d'une muqueuse de Barrett ou EndoBrachyOesophage (EBO) → Etat précancéreux avec le remplacement de la muqueuse malpighienne du bas œsophage par une muqueuse glandulaire (métaplasie intestinale) . Développement d'un EBO chez 10 à 20% des sujets avec RGO chronique . Au sein de cet EBO, des foyers de dysplasie, de cancer *in situ* puis de cancer invasif peuvent se développer - Surpoids (lui-même favorisant le RGO), IMC > 25 Kg/m2 - Sexe masculin - Tabac
Mode de découverte	**A la période asymptomatique**	**Endoscopie** œso-gastro-duodénale (EOGD) lors de : - Surveillance de l'EBO tous les 2 à 5 ans en fonction de son étendue. - Dépistage chez les sujets alcoolo-tabagiques
	A la période symptomatique	**Dysphagie** progressive aux solides puis aux liquides (sensation d'arrêt transitoire des aliments dans l'œsophage) Signes associés : - Perte de poids (souvent > 5 à 10% du poids) - Plus rarement : . Dysphonie par envahissement du nerf récurrent. . Toux après la déglutition (signe de fistule œsotrachéale ou œsobronchique) . Douleur thoracique ou dorsale . Palpation d'un ganglion de sus claviculaire gauche (Troisier) . Hémorragie digestive - Symptômes en rapport avec les métastases
Bilan	- **Endoscopie œsogastroduodénale avec biopsies : examen de référence** (à prescrire dès l'apparition de la dysphagie en particulier chez un sujet à risque) - Evaluation de l'état général et nutritionnel (albumine sérique, fonction rénale et hépatique) - Evaluation de la fonction cardiaque (échographie cardiaque, fraction d'éjection) et respiratoire (EFR)	
	Si épidermoïde	- Recherche d'un second cancer ORL et bronchique (examen ORL, bronchoscopie) : mêmes facteurs de risque - Bilan d'extension : . Scanner thoraco-abdomino-pelvien avec injection de produit de contraste (+ cervical si localisation sur 1/3 supérieur de l'œsophage) . PET-scan au 18-FDG . Echo-endoscopie œsophagienne si lésion de petite taille franchissable en endoscopie
	Si adénocarcinome	- Bilan d'extension : . Scanner thoraco-abdomino-pelvien avec injection de produit de contraste . Echo-endoscopie œsophagienne si lésion de petite taille franchissable en endoscopie
	Indications de l'EOGD	- Toute dysphagie - Surveillance des situations à risque : . Surveillance d'un EBO tous les 2 à 5 ans (cf ci-dessus) . Dépistage chez les sujets avec une double intoxication alcool et tabac

ITEM 308 (ex-305) : TUMEURS DU PANCRÉAS

Pancréas : siège de plusieurs types de tumeurs en fonction de leur aspect (solide ou kystique), de leur origine (endocrine ou exocrine) et de leur nature bénigne ou maligne
Adénocarcinome : forme la plus fréquente (90 %) des tumeurs malignes. Développement à partir du **tissu exocrine canalaire**
Tumeurs neuro-endocrines non sécrétantes (cas le plus fréquent) ou sécrétantes (insuline, glucagon, …) : second type tumoral, beaucoup plus rare
Autres types histologiques (cellules acineuses, adénosquameux…) : encore plus rares

Epidémiologie		- Incidence de l'adénocarcinome du pancréas en **forte augmentation** depuis > 10 ans avec doublement du nombre de nouveaux cas/an - 14 000 nouveaux cas/an en France en 2018 - Âge entre 60-70 ans - Sex ratio 1/1. Pronostic très mauvais avec survie globale tous stades confondus à 5 ans de 5 à 10%
	Facteurs de risque	**1) Environnementaux/individuels** : Exogène : - **Tabac** (seul facteur de risque clairement identifié) Endogène : - Âge - **Diabète** de type II ancien ; pas diabète récent (< 2 ans) mais révélateur d'un cancer du pancréas (paranéoplasique) - Obésité - **Pancréatite chronique** quelle qu'en soit la cause, avec risque particulier en cas de : . Pancréatite chronique alcoolique (risque de 5 % à 20 ans) . Pancréatite chronique héréditaire notamment en cas de mutation germinale du gène PRSS1 (risque cumulatif estimé de 40 % à l'âge de 50 ans) **2) Héréditaire (génétique)** : - Risque de développer un cancer du pancréas RRx 3-6 en cas d'antécédent familial au 1er degré du même cancer et RRx32 si 2 apparentés au 1er degré - Syndromes de prédisposition génétiques au cancer du pancréas (autosomique dominant) rares
	Principales lésions précancéreuses	- Tumeurs Intra canalaires Papillaires et Mucineuses du Pancréas (**TIPMP**) - Cystadénome mucineux (tumeur rare d'aspect kystique)
	Tumeurs neuro-endocrines	- **Tumeurs neuro-endocrines** classées en tenant compte de la différenciation cellulaire et de l'index mitotique (évalué par le Ki67) . Tumeurs secrétant une hormone responsable de symptômes spécifiques : gastrine, insuline ; glucagon ; VIP ; somatostatine (25 %) . Tumeurs non sécrétantes (75 %) - Tumeurs parfois héréditaires dans le cadre du syndrome de prédisposition héréditaire = néoplasie endocrinienne multiple de type 1 (NEM 1) - En cas de suspicion de syndrome de prédisposition génétique au cancer du pancréas (adénocarcinome ou tumeur neuroendocrine) : consultation oncogénétique
Signes cliniques	**Symptômes de toute tumeur pancréatique**	**Généraux mais tardifs** : - Altération de l'état général (diminution du score d'activité quotidienne), asthénie, anorexie - Amaigrissement (souvent important au diagnostic) - Déséquilibre d'un diabète connu - Thrombose veineuse profonde (rechercher un cancer si > 50 ans) **Liés au siège de la tumeur** : - Tête du pancréas : . Ictère souvent sans fièvre, avec décoloration des selles +/- précédé d'un prurit, grosse vésicule palpable . Plus rarement, d'emblée signes d'obstruction digestive haute par compression ou envahissement duodénal - Corps et queue du pancréas : . Douleur épigastrique, transfixiante, insomniante, d'intensité élevée nécessitant rapidement des traitements par des antalgiques de palier 3 (morphiniques) . Douleur dorsale (souvent explorée comme une dorsalgie) . Symptômes tardifs à type de syndrome de Koenig par envahissement péritonéal (carcinose)
	Autres	**Spécifiques d'une tumeur neuroendocrine pancréatique sécrétante** : - Gastrine : syndrome de Zollinger-Ellison associant diarrhée et ulcères duodénaux multiples - Insuline : malaises hypoglycémiques sévères - VIP responsable d'une diarrhée sécrétoire
Diagnostic	**Biologie**	**Pas d'examen biologique nécessaire au diagnostic** - Marqueur CA 19.9 : pas un outil diagnostique - En cas de bilan d'une masse pancréatique sans histologie possible (≥1 biopsie négative prélevée sous écho-endoscopie) : marqueur CA 19.9 > 10 N sans cholestase associée = adénocarcinome

Diagnostic	**Examens complémentaires**	**Scanner thoraco-abdomino-pelvienne** avec injection de produit de contraste, examen de référence : - Evoquer le diagnostic (masse hypodense, mal limitée associée à une dilatation du canal pancréatique principal et pour les tumeurs au contact de la voie biliaire une dilatation des voies biliaires intra et extra hépatiques = dilatation bi-canalaire) - Évaluer l'extension locale (contact avec les structures vasculaires) - Rechercher une éventuelle extension métastatique En cas de tumeur localisée au pancréas : - **Echo-endoscopie avec ponction** pour diagnostic anatomopathologique (sensibilité : 80 %). Non indispensable si chirurgie première envisagée

TUMEUR KYSTIQUE DU PANCRÉAS

Détection des lésions kystiques du pancréas, le plus souvent de manière fortuite
Augmentation depuis l'utilisation courante de l'imagerie (Scanner abdominal, IRM abdominale, écho endoscopie pancréatique)
IRM pancréatique et/ou écho- endoscopie pancréatique pour le diagnostic :

- Pseudokyste : lésion bénigne la plus fréquente compliquant généralement une pancréatite aiguë ou chronique :
  . Diagnostic évoqué par l'anamnèse
- Tumeurs intracanalaires papillaires et mucineuses du pancréas (TIPMP) touchant les canaux secondaires (le plus fréquent) et/ou le canal principal du pancréas :
  . Découverte fortuite à l'imagerie +++
  . Révélées aussi par une pancréatite aiguë, un ictère ou un déséquilibre de diabète
  . TIPMP du canal principal avec risque de dégénérescence très élevé

ITEM 355 (ex-350) : HÉMORRAGIE DIGESTIVE

Causes hautes et basses, selon l'origine du saignement au-dessus/au-dessous de l'angle de Treitz (duodéno-jéjunal)
Distinction anatomique ne correspond pas à une présentation clinique : un saignement digestif haut pouvant s'extérioriser cliniquement par l'anus (méléna, production par l'anus de sang digéré, dans 80% des cas d'origine haute)
Epidémiologie :
- Incidence annuelle : 145 cas pour 100 000 habitants, âge médian 70 ans :
- 80 % origine haute, avec 3-10% de mortalité :
  . 30% ulcère gastroduodénal (2,5-5% mortalité)
  10-20 % hémorragie par hypertension portale (10-20% de mortalité à 6 semaines)
- 20 % origine basse :
  . 90 % colon/ano-rectal (2-8% de mortalité)
  . 70% arrêt spontané et récidive fréquente

Modes de révélation clinique	**Hémorragie digestive patente avec extériorisation de sang**	**Hématémèse** : production de sang à la bouche dans un effort de vomissement. Signe un saignement au-dessus de l'angle de Treitz (toujours d'origine haute) **Méléna** : extériorisation par l'anus de sang digéré, noir, et malodorant (aspect de goudron) . Saignement en amont de l'angle colique droit (d'origine haute dans80% des cas) **Hématochézie** : émission par l'anus de sang rouge mélangé aux selles **Rectorragie** : émission par l'anus de sang rouge non mélangé aux selles. Deux types de présentation (totalement différents sur le plan diagnostic et thérapeutique) : - Rectorragies sans diminution du taux d'hémoglobine +++ : majoritairement des rectorragies d'origine ano- rectale. Pas une urgence sauf si saignement continu - Rectorragies avec diminution du taux d'hémoglobine : . Hémorragies digestives hautes avec état de choc : débit du saignement si important que le sang dévale l'intestin sans avoir le temps d'être digéré en méléna. Toujours une urgence . Hémorragies digestives basses, le plus souvent sans état de choc
	Anémie ferriprive	- Mode de révélation d'une hémorragie digestive infraclinique - Chercher une cause digestive en l'absence de saignement gynécologique pathologique
	Choc hypovolémique	Etat de choc hypovolémique sans point d'appel clinique (rare) : - Etat de choc hypovolémique sans extériorisation de sang : . Rechercher du sang au toucher rectal et par la mise en place d'une sonde gastrique
Diagnostics différentiels	**Diagnostics différentiels d'hémorragie digestive haute**	- Avec production à la bouche de sang : . Production de sang dans un effort de toux : hémoptysie . Épistaxis postérieure déglutie . Saignement gingival abondant dégluti - Avec production à la bouche de composés de coloration rouge noirâtre évoquant du sang : . Vomissement de vin, de betteraves, ou autres
	Diagnostic différentiel d'hémorragie digestive basse	- Chez la femme, saignement d'origine gynécologique - Avec production à l'anus de composés de coloration rouge noirâtre évoquant du sang : fer per os orale colorant les selles en noir (confondue avec un méléna) et betteraves colorant les selles en rouge
Diagnostic	**Hémorragie digestive haute**	**1) Hémorragie digestive haute (hématémèse)** : Eliminer les diagnostic différentiels (épistaxis déglutie, hémoptysie) Interrogatoire : - Prise de médicament toxique pour la muqueuse digestive (AINS, aspirine) - Prise de médicament anticoagulant - Antécédents : . De chirurgie gastroduodénale . D'ulcère gastrique ou duodénal . De maladie chronique du foie - symptômes antérieurs à l'épisode hémorragique : . Dysphagie . Douleur ulcéreuse Examen clinique : - Signe d'hypertension portale (circulation veineuse collatérale porto- cave) - Douleur provoquée à la palpation de la région épigastrique (défense)

Diagnostic	**Hémorragie digestive basse**	Méléna (extériorisé ou au toucher rectal) : cf hématémèse Hématochézie ou rectorragies : 1) Sans déglobulisation ni état de choc : - Interrogatoire : . Prise de médicament toxique pour la muqueuse digestive (AINS, aspirine) . Prise de médicament anticoagulant . Antécédent : - de pathologie anale (hémorroïdes) - de diverticulose connue - de cancer colorectal ou de polype colique - Examen clinique : masse dure dans l'ampoule rectale au toucher rectal 2) Avec déglobulisation et/ou état de choc : - Rechercher les mêmes causes que l'hémorragie digestive haute - Causes rectale ou colique (rarement anale)

Répartition schématique des étiologies des hémorragies digestives hautes

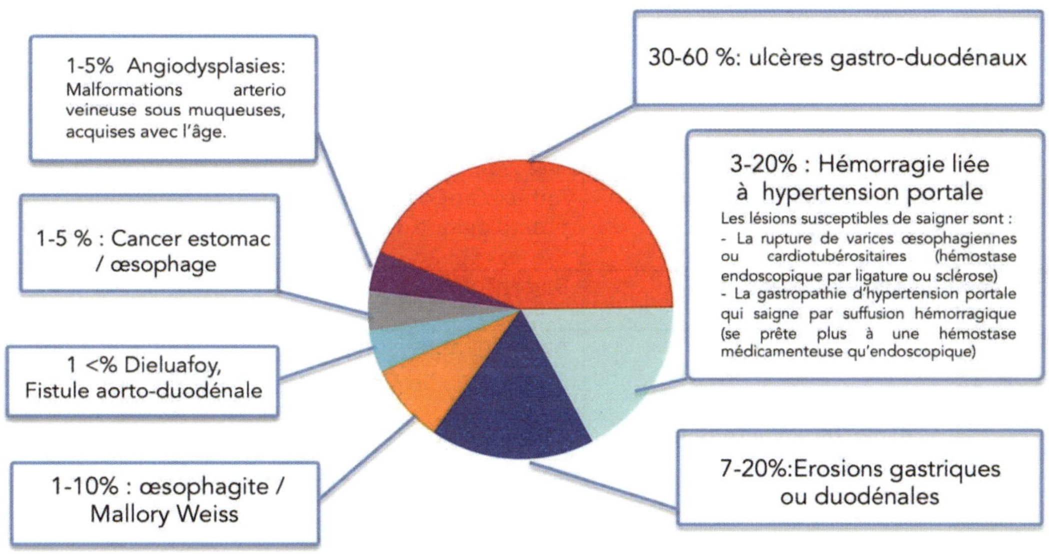

Répartition schématique des étiologies des hémorragies digestives basses

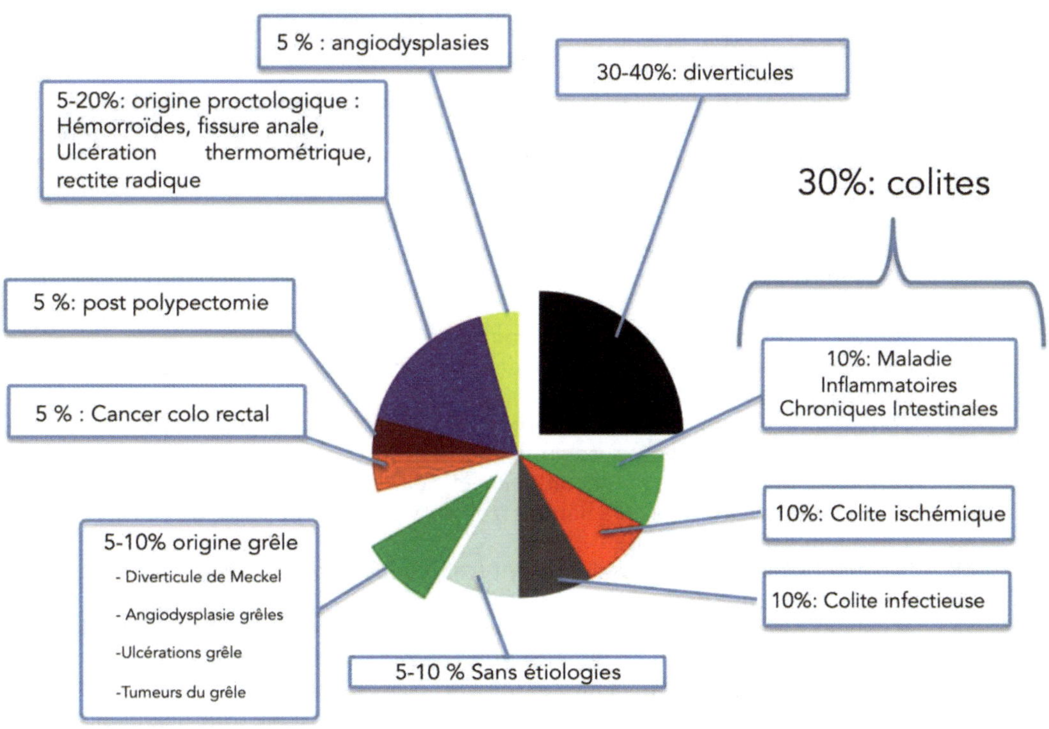

Etiologies

Interrogatoire et examen clinique fondamentaux + contexte et facteurs de risque
Dans tous les cas rechercher des facteurs favorisants (anticoagulants, antiagrégants plaquettaires)

Hémorragie digestive haute

Cause	Terrain	Signes cliniques
Ulcère gastro-duodénal/ Erosions	Aspirine, AINS Infection à Helicobacter pylori	Douleur épigastrique Cf item 272
Hypertension portale	Cirrhose, hépatopathie chronique	Signes d'Hypertension portale et de cirrhose Cf item 279
Mallory Weiss (déchirure longitudinale du cardia)	Vomissements répétés initialement non sanglants	0
Œsophagite	RGO	Pyrosis
Ulcération de Dieulafoy (ulcération punctiforme érodant une artère)	0	0
Cancer gastrique	Antécédent familial, Infection à Helicobacter pylori	Douleur épigastrique, anorexie, amaigrissement
Cancer de l'œsophage	Tabac, alcool, RGO	Dysphagie
Angiodysplasies gastro-duodénales et ectasies vasculaires antrales	Age, cirrhose sclérodermie, maladie auto-immune	Signes d'hypertension portale, signe de sclérodermie
Fistule aorto-duodénale	Prothèse de l'aorte abdominale, anévrysme de l'aorte abdominale	Hémorragie digestive haute grave, état de choc

Hémorragie digestive basse

Cause	Terrain	Signes cliniques
Proctologique (ulcération, fissure, hémorroïdes)	Antécédent de pathologie proctologique, constipation	Sang rouge sans déglobulisation, examen proctologique (anuscopie)
Diverticules coliques (sigmoïdiens)	Diverticulose connue, AINS	0
Cancer colorectal	Antécédent personnel ou familial	Douleur, troubles du transit Masse abdominale ou au toucher rectal (TR)
Maladie Inflammatoire (MICI) (Crohn, RCH)	MICI connue	Diarrhée sanglante
Colite ischémique	Vasculaire, AINS, Aspirine Troubles du rythme cardiaque	Douleur et diarrhée sanglante sans déglobulisation
Colite infectieuse	Antibiothérapie, TIAC	Diarrhée
Angiodysplasies	Age	0
Diverticule de Meckel	Sujet jeune	Hémorragie basse grave

Examens complémentaires

Biologie

- Numération sanguine, Ionogramme et créatininémie
- Hémoglobine au doigt (chiffre approximatif d'hémoglobinémie instantané)
- Groupe Rh RAI: en cas de suspicion d' hémorragie digestive sévère
- Hémostase : TP, TCA, plaquettes

Imagerie

- Pas en 1ère intention
- Le plus souvent pas d'indication à un examen d'imagerie en coupe (TDM)

Endoscopie

Toute hémorragie digestive relève d'une exploration endoscopique en 1ère intention

En cas d'hémorragie digestive haute : endoscopie haute dans les 24 heures si stable, dans les 12 heures en cas de suspicion de rupture de varices œsophagiennes, et dès que possible en cas d'instabilité hémodynamique, faisant craindre une hémorragie active

- Prise en charge spécifique de l'hémorragie digestive haute :
  . 30 minutes avant endoscopie digestive haute, administrer de l'érythromycine en IV lente (en l'absence de QT allongé)
  . Stimuler la motricité gastrique et vidanger l'estomac des caillots
  . Endoscopie digestive haute réalisée dans de bonne conditions (idéalement sous anesthésie, avec intubation oro-trachéale)
  . Confirmer le diagnostic positif d'hémorragie digestive haute (stigmates de saignement récent), localiser et déterminer la cause du saignement
  . Permettre le traitement hémostatique
- En cas d'hémorragie digestive haute et/ou abondante et absence de cause retrouvée à l'endoscopie digestive haute :
  . Si patient stable hémodynamiquement (cas le plus fréquent) : coloscopie avec préparation optimale (urgence différée)
  . Si patient pas stable hémodynamiquement (cas rare) : scanner abdominopelvien avec temps artériel précoce et tardif en urgence (fuite de produit de contraste)

En cas d'hémorragie digestive basse :

- En cas de suspicion d'hémorragie d'origine haute (sang rouge avec déglobulisation et/ou choc), débuter par endoscopie digestive haute
- En cas de suspicion d'origine basse, exploration endoscopique rarement urgente. En fonction de la présentation clinique, privilégier examen proctologique (TR, anuscopie, rectoscopie) ou coloscopie complète sous anesthésie générale après préparation optimale

URGENCE	**Affirmer le diagnostic**	Affirmer le diagnostic d'hémorragie digestive : - Éliminer les diagnostics différentiels et rechercher du sang extériorisé. Toucher rectal impératif avec haute valeur diagnostique dans une hémorragie digestive - Rechercher des arguments en faveur des principales causes
	Critères de gravité	Critère principal de gravité : retentissement hémodynamique - Critère le plus grave : état de choc initial et/ou ne répondant pas au remplissage - Signes de gravité : lipothymie, chute, tachycardie . Baisse de l'hémoglobinémie à la phase initiale ; attention, hémoglobinémie normale ou sous-estimant le saignement . Terrain : comorbidités cardiovasculaires aggravant le pronostic . Evolution à court terme : instabilité hémodynamique malgré le remplissage ou le mauvais rendement transfusionnel (pas de montée de l'hémoglobine après transfusion) Attention, « volume » évalué de sang extériorisé : très mauvais indicateur de gravité
	Degré d'urgence	Apprécier le degré d'urgence selon la présentation clinique - **Rectorragies avec déglobulisation / ou méléna / ou hématémèse** : toujours des urgences et hospitalisation. A considérer comme d'origine haute jusqu'à ce que l'œso-gastro-duodénoscopie (EOGD) l'affirme ou l'infirme - **Rectorragies d'allure canalaire sans déglobulisation ni retentissement hémodynamique** : pas une urgence et prise en charge différée - **Anémie ferriprive** : anémie chronique pas nécessairement une urgence si bien tolérée : . En l'absence de retentissement de l'anémie (lipothymie, chutes, hypotension, hypotension orthostatique, tachycardie, angor fonctionnel), et en l'absence de comorbidités, prise en charge en ambulatoire . Supplémentation martiale IV suivie d'explorations diagnostiques : endoscopie œso-gastro-duodénale (EOGD) avec biopsies duodénales et gastriques + iléo-coloscopie . Si examens négatifs : vidéocapsule endoscopique et avis gynécologique chez la femme . En cas de mauvaise tolérance : transfusion avant d'explorer *Toutes les causes à connaitre et à prendre en charge en urgence si hémorragie instable et/ou en cas de déglobulisation sont regroupées dans les tableaux d'étiologies.*
	Risque de saignement	- Principaux facteurs de risque de saignement : prise de médicaments toxiques pour la muqueuse digestive (AINS, aspirine) et certaines pathologies (ulcère gastroduodénal, cirrhose, diverticulose, cancer)
	Mesures d'urgence	Si urgent et/ou grave → **hospitalisation** et prescriptions immédiates - Diagnostiques : bilan biologique avec NFS, Groupe Rh RAI, hémostase (TP, TCA), ionogramme sanguin, créatinine +/- gaz du sang selon état clinique - Thérapeutiques : . Mesures générales : hospitalisation en unité spécialisée (soins intensifs ou réanimation). Perfuser avec voie veineuse de bon calibre, oxygénothérapie, surveillance continue (tension artérielle, fréquence cardiaque, saturation en oxygène), remplissage et transfusion selon hémodynamique et hémoglobinémie - En cas de suspicion d'hémorragie digestive haute (argument de fréquence des principales causes : hypertension portale et ulcère), démarrer les traitements IV avant l'endoscopie digestive (Inhibiteur de la pompe à protons IPP seringue électrique et/ou octréotide) - Taux d'hémoglobine cible recommandé discuté en cas d'hémorragie digestive haute : 7 à 9 gr/dl, > 9 gr/dl en cas de comorbidités cardio- vasculaires et 7 à 8 gr/dl en cas de rupture de varices œsophagiennes
	Prise en charge spécifique	<u>Prise en charge spécifique des hémorragies autres que liées à l'hypertension portale</u> : - Endoscopie œsogastroduodénale pour réaliser des gestes d'hémostase - Inhibiteurs de la pompe à protons IVSE : recommandé de les débuter avant le geste endoscopique <u>Prise en charge spécifique des hémorragies liées à l'hypertension portale</u> : - Hémostase mécanique endoscopique : ligature de varices œsophagiennes et - / ou sclérose à la colle de varices gastriques - Baisse du débit sanguin splanchnique pour diminuer le gradient de pression porto cave: octréotide (IVSE) - Prévention des infections (pneumopathie de déglutition, ascite) par antibioprophylaxie de >7 jours (quinolone ou amoxicilline-acide clavulanique) **En cas d'hémorragie par rupture de varices œsophagienne ou gastrique incontrôlable** : sondes par voie nasale, tamponnement à ballonnets (sonde de Blakemore ou de Linton) : - Gestes de sauvetage en attente d'autre traitement - Possible prothèse hépatique permettant de lever l'hypertension portale (shunt entre le système porte et le système cave=TIPS)
	Prévention des récidives hémorragiques	Prévention secondaire des ruptures de varice œsophagienne avec deux traitements à combiner : - Eradication des varices œsophagiennes par ligatures itératives jusqu'à disparition - Associée à des béta bloquants non cardio sélectifs Préventions de récidive d'hémorragie par ulcère : - Éradiquer *Helicobacter pylori* (Hp) si lésion ulcéreuse liée à Hp - Arrêt des médicaments gastrotoxiques (AINS) sur les ulcères Hp négatif

ITEM 358 (ex-353) : PANCRÉATITE AIGUË

- Pancréatite aiguë :
  . Inflammation aiguë du pancréas, liée à une agression du parenchyme pancréatique et/ou à un obstacle bloquant l'excrétion digestive du suc pancréatique
  . Activation intra-pancréatique des enzymes pancréatiques (activation du trypsinogène en trypsine) entraînant une autodigestion pancréatique (inflammation voir nécrose du pancréas et/ou des tissus avoisinants)
- 2 formes :
  . PA bénigne = œdémateuse (**80%**)
  . PA grave = nécrosante (**20%**)

Diagnostic	**Examen clinique**	- Douleur pancréatique (90%) : . Epigastrique (plus rarement en hypochondre droit) . Début rapide, douleur se majorant en quelques heures . Position antalgique en chien de fusil . Très intense, à irradiation dorsale avec inhibition de l'inspiration - Vomissements par iléus réflexe - Météorisme abdominal
	Diagnostic positif	- **Douleur abdominale évocatrice + lipasémie supérieure à 3 fois la normale** - Lipasémie : . Elévation précoce, maximum en 24 à 48h après l'apparition de la douleur . Après 48h, le taux de la lipasémie peut passer sous la barre des 3N . Le niveau de la lipasémie n'a aucune valeur pronostique ! . Aucune indication à répéter les dosages !
	Diagnostics différentiels	- Ulcère gastro duodénal, perforé ou non - Infarctus myocardique inférieur - Péritonite - Infarctus mésentérique - Rupture d'anévrisme de l'aorte abdominale
Examens complémentaires		- En cas d'association d'une douleur évocatrice + lipasémie supérieure à 3N, aucun examen n'est nécessaire au diagnostic positif de PA ! - En cas d'incertitude, (malade vu après le pic de lipasémie, douleur atypique), le **scanner abdomino-pelvien** pourra confirmer la PA
	Echographie abdominale	- Uniquement utile pour l'orientation diagnostique (lithiase vésiculaire, dilatation de la voie biliaire principale, lithiase de la voie biliaire principale) systématiquement réalisée, idéalement dans les 48 heures (risque de sludge vésiculaire induit par le jeûne si réalisation plus tardive)
	Scanner abdomino-pelvien avec injection de produit de contraste	Evaluation de la gravité, réalisé après dosage de la créatinine vers 72h (risque de minimiser la gravité si réalisé de manière trop précoce), il évalue : - La présence et l'étendue d'une nécrose pancréatique - La présence et la localisation de coulées de nécrose - Les complications (ascite, épanchement pleural, fistule, hémorragie...) <u>Score de gravité scanographique</u> : - **CTSI** (Computed-Tomography Severity Index) - Selon l'étendue de la nécrose et le rehaussement du pancréas - Si score supérieur ou égal à **4**, la pancréatite est sévère
Gravité	**Situations de gravité**	**Identifier les situations de gravité immédiate** : - Choc cardiovasculaire - Défaillance neurologique avec confusion - Oligo-anurie, insuffisance rénale fonctionnelle (le plus souvent) ou organique - Détresse respiratoire, avec parfois survenue d'un syndrome de détresse respiratoire aiguë (SDRA), marqué par une hypoxémie, un oedème pulmonaire, un épanchement pleural - Troubles de l'hémostase avec coagulation intravasculaire disséminée **Eléments de gravité** : - Clinique : SRIS à l'admission et persistance après 48-72 h, obésité - Biologique : CRP >150 mg/L au 2e jour - Imagerie : score CTSI > 4 au scanner
Etiologies	**Etiologies principales**	**PA alcoolique (40 %)** : - Uniquement dans un contexte de consommation chronique (> 10 années) et excessive d'alcool (> 100 g d'équivalent éthanol pur par jour) - Tabagisme : cofacteur étiologique et de sévérité - Dans > 90 % : poussée inaugurale de pancréatite chronique - Lors des premières poussées de PA alcoolique, les signes de pancréatite chronique en imagerie (calcifications pancréatiques, irrégularité des canaux pancréatiques) sont habituellement absents car ils apparaissent après plusieurs mois ou années d'évolution - Le contexte (homme, âge généralement de 40-50 ans, OH chronique) et les signes biologiques de consommation excessive d'alcool (VGM, γ-GT) orientent vers ce diagnostic **PA biliaire (40 %)** : - Facteurs de risque de la lithiase biliaire : âge > 50 ans, sexe féminin, surcharge pondérale et variations pondérales (typiquement après chirurgie bariatrique), multiparité, antécédents familiaux de lithiase biliaire

Etiologies	**En faveur d'une origine biliaire**	- Pic précoce de transaminases (ASAT et ALAT) souvent > 10N - Cholestase: PAL, GGT et bilirubine
	Autres	- **Origine tumorale** : première cause à évoquer au-delà de 50 ans en cas de PA non alcoolique, non biliaire - **Médicaments** : imputabilité aidée par le site Pancréatox®, souvent non grave - **Hypertriglycéridémie** : uniquement si importante > 10 mmol/L (9 g/L) - **Hypercalcémie** : uniquement si > 3 mmol/L - **Cholangio-pancréatographie rétrograde endoscopique (CPRE)** : (5 %) liée à l'injection de produit de contraste dans le canal pancréatique principale (Wirsung) - **Infectieuses** : rares et surtout d'origine virale (oreillons, CMV, EBV, échovirus et coxsackie) mais aussi parasitaire (ascaridiose) - **Ischémiques** : réanimation, chirurgie abdominale, chirurgie cardiaque par bas débit, souvent graves - **Traumatique** : après accident de la voie publique ou vélo - **Auto-immunes** : souvent non graves, parfois aspect pseudo-tumoral avec élévation des IgG4 ou associées aux MICI - **Génétiques** : PA récidivantes dès l'enfance - Idiopathique
Prise en charge générale	**Pancréatite aiguë non sévère**	- Hospitalisation en secteur conventionnel - **Maintien à jeun** tant qu'il existe une douleur abdominale importante - SNG en aspiration non systématique, uniquement en cas de vomissements importants et incoercibles - **Perfusion abondante de cristalloïdes**, adaptée aux troubles ioniques constatés et pour l'obtention d'une diurèse normale - **Antalgiques** selon l'intensité de la douleur, morphine très efficace - **Prophylaxie thromboembolique**, ou anticoagulation efficace en cas de thrombose documentée - **Surveillance quotidienne** afin de vérifier l'absence d'évolution vers une forme plus sévère - **Réalimentation orale** envisagée dès la disparition des douleurs et des vomissements, précocement (dans les 48-72 h généralement)
	Pancréatite aiguë sévère	- L'hospitalisation en **unité de soins intensifs** est envisagée si le malade est à risque d'évolution grave (comorbidités, CRP > 150 mg/L, SRIS persistant) - En cas de présence de plusieurs défaillances viscérales : discuter le transfert en **réanimation** - **Maintien à jeun** et pose d'une sonde nasogastrique d'aspiration selon les mêmes critères que pour la PA non sévère - Traitement antalgique adapté - **Prophylaxie thromboembolique**, ou anticoagulation efficace en cas de thrombose documentée - Perfusion abondante de cristalloïdes - Pas d'indication à une antibiothérapie préventive de l'infection de la nécrose - **Nutrition artificielle** : mise en place très rapidement car diminue la mortalité (entérale de préférence, sinon parentérale) - **Surveillance clinique pluriquotidienne**, notamment circulatoire et respiratoire, surveillance biologique le plus souvent quotidienne initialement
Prise en charge étiologique	**Pancréatite billiaire**	- Urgence en cas de calcul enclavée dans l'ampoule de Vater - Mais 80% des calculs spontanéments évacuées - **Cholangiopancréatographie rétrograde endoscopique (CPRE) avec sphinctérotomie endoscopique** : indiquée afin d'explorer la voie biliaire et de permettre l'extraction de calculs enclavés dans le cholédoque : . En urgence si angiocholite initialement associée . A distance en cas de calculs enclavés dans le cholédoque . **Cholécystectomie** toujours indiquée en cas de PA biliaire : . PA bénigne : effectuée au cours de la même hospitalisation (le plus souvent réalisée **<u>avant</u>** la reprise alimentaire orale, qui favorise les contractions vésiculaires et augmente le risque de récidive de la PA biliaire ou d'autres complications lithiasiques) . PA grave : à distance après résolution de l'épisode aigüe - Autres causes : . Prise en charge de la consommation excessive d'alcool, arrêt du tabagisme . Traitement d'une cause métabolique ou tumorale

Prise en charge étiologique	**Infection de nécrose pancréatique**	- Survenue de manière retardée (**2 à 4 semaines**) - Liée à la translocation bactérienne depuis le tube digestif vers les zones nécrosées - Symptômes : . Fièvre, apparition ou majoration d'un SRIS . Apparition de nouvelles défaillances viscérales . Syndrome inflammatoire/infectieux biologique . Scanner : bulles d'air dans les coulées de nécrose évocatrices de surinfection (signe inconstant) - Prise en charge : . Coulée de nécrose non infectée : en générale non drainée à la phase initiale (sauf en cas de compression biliaire ou digestive symptomatique) . En cas de fièvre : surinfection de nécrose à évoquer ponction de la coulée . Nécrose infectée documentée : antibiothérapie probabilistes à large spectre avec adaptation secondaire aux données bactériologiques - Diagnostics différentiels de l'infection de nécrose : . Bactériémie, infection de cathéter, pneumopathie, etc. - Complication : . Erosion vasculaire de voisinage (pseudoanévrysme, hémorragie) . Thrombose porte ou mésentérique
Evolution	**Pronostic**	- Mortalité globale : **< 5 %** - Mortalité des PA bénignes : **< 1 %** - Mortalité des PA graves : **10 %** (++ si infection de nécrose) - Pronostic initial selon complications immédiates (choc, détresse respiratoire...) - Pronostic retardé lié à la surinfection de nécrose (2-4 semaines) - A long terme : insuffisance pancréatique exocrine ou endocrine (diabète), plus fréquentes en cas de PA sévère
	Complication tardive	**Pseudokystes ou collections nécrotiques organisées** : - Collections liquidiennes de liquide pancréatique par une fistule pancréatique (pseudokyste) - Collections liquidiennes liées à l'organisation et la liquéfaction des foyers de nécrose (collection nécrotique organisée) - Possiblement asymptomatique - Disparition spontanément dans moins de 50 % des cas - Complications : rupture, hémorragie, compression des organes de voisinage (voies biliaires, duodénum, vaisseaux...) - Diagnostic : échographie ou scanner

Impression & brochage sepec - France
Numéro d'impression : 04575210702 - Dépôt légal : août 2021
IMPRIM'VERT®
PEFC 10-31-1470 / Certifié PEFC / Ce produit est issu de forêts gérées durablement et de sources contrôlées. / pefc-france.org